Taschenbücher Allgemeinmedizin
Hausärztliche Versorgung

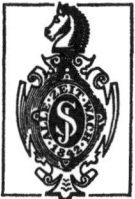

Hausärztliche Versorgung

Bereitschafts- und Notdienste
Der kranke Mensch
Labordiagnostik

Von P. Brandlmeier · U. Franz · F. Geiger
H. Hege · I. Korfmacher · E. Kühn · I. Leitner
H. Pillau · R. Pohl · H. H. Schrömbgens
H. Sopp · W. Zander · W. Zierhut · B. Zönnchen

Bandherausgeber P. Brandlmeier

Mit 22 Abbildungen

Springer-Verlag Berlin Heidelberg GmbH 1974

ISBN 978-3-540-06999-7   ISBN 978-3-662-07735-1 (eBook)
DOI 10.1007/978-3-662-07735-1

Das Werk ist urheberrechtlich geschützt. Die dadurch begründeten
Rechte, insbesondere die der Übersetzung, des Nachdruckes, der
Entnahme von Abbildungen, der Funksendung, der Wiedergabe auf
photomechanischem oder ähnlichem Wege und der Speicherung in
Datenverarbeitungsanlagen bleiben, auch bei nur auszugsweiser
Verwertung, vorbehalten.
Bei Vervielfältigungen für gewerbliche Zwecke ist gemäß § 54 UrhG
eine Vergütung an den Verlag zu zahlen, deren Höhe mit dem Verlag
zu vereinbaren ist.
Die Wiedergabe von Gebrauchsnahmen, Handelsnamen, Warenbezeich-
nungen usw. in diesem Werk berechtigt auch ohne besondere Kenn-
zeichnung nicht zu der Annahme, daß solche Namen im Sinne der
Warenzeichen- und Markenschutz-Gesetzgebung als frei zu betrachten
wären und daher von jedermann benutzt werden dürften.
© by Springer-Verlag Berlin Heidelberg 1974
Ursprünglich erschienen bei Springer-Verlag Berlin Heidelberg New York 1974

Library of Congress Cataloging in Publication Data.
Main entry under title: Hausärztliche Versorgung. (Taschenbücher Allgemeinmedizin) Bibliography: p. Includes index. 1. Physicians (General
practice) I. Brandlmeier, Paul. R729.5.G4H38. 362.1'04'25. 74-23522
Herstellung: Gebr. Parcus KG, 8000 München 40

Vorwort

Die Praktischen Ärzte und die Allgemeinärzte stellen die weitaus größte ärztliche Berufsgruppe. Ihre Tätigkeit unterscheidet sich in vielem von der des Arztes im Krankenhaus. Die besonderen Aufgaben und Probleme in der Allgemeinpraxis sind in den Bänden „Die Allgemeinpraxis" und „Hausärztliche Versorgung" von 21 Kollegen, größtenteils Praktischen Ärzten, beschrieben worden. Bislang fehlte sowohl im deutschen als auch im englischen Schrifttum eine zusammenfassende Darstellung der Tätigkeit des Allgemeinarztes.

Die „Taschenbücher Allgemeinmedizin" wenden sich vor allem an die jungen Kollegen, die die Absicht haben, Allgemeinärzte zu werden. Die älteren Kollegen in der Bundesrepublik Deutschland, die im Rahmen der Pflichtfamulatur einen Famulus betreuen, können die Bände als Lehrhilfe benützen.

Ich danke allen Kollegen, welche uns durch ihre Beiträge unterstützten, und dem Springer-Verlag für die übersichtliche Gestaltung der Texte.

München, Sommer 1974   Paul Brandlmeier

Inhalt

Vorwort V

Zeichenerklärung XIV

Verzeichnis der Mitarbeiter XV

Helmut Pillau

Hausbesuche, Probleme und Statistik 1

Der Hausbesuch als Informationsquelle 1
Häufigkeit der Hausbesuche 2
Der Zeitaufwand pro Hausbesuch 2
Umfang der Hausbesuchstätigkeit 3

Helmut Pillau

Hausbesuche in der Großstadt 5

Vorbereitung 5
Besuchsfolge 6
Limitierungen 6
Dokumentation 6

Rainer Pohl

Die Hausbesuche eines Landarztes in Zahlen 8

Zahl der Hausbesuche 8
Gründe für Hausbesuche 9
Umfang pro Krankheitsfall 10
Art der Bettlägerigkeit 10
Krankenhauseinweisungen 11

Wolfgang Zierhut

Probleme beim dringend verlangten Hausbesuch in der Großstadt 12

Der Begriff „dringlich" 12
Fallauszählungen 12
Zeitliche Verteilung 12
Häufigkeiten nach Krankheitsgruppen 12
Lebensbedrohliche Fälle 14
Schwere Fälle 14

Ulrich Franz

Nachtbesuche und Nachtberatungen in einer Landpraxis . . 15

Häufigkeiten von Nachtleistungen 15
Zeitpunkt der Beanspruchung und sozialer Status der Patienten 15
Die fünf häufigsten Krankheitsgruppen 15
Notwendigkeit der Nachtbesuche 18
Vergleichszahlen 18

Paul Brandlmeier

Dringliche Rufe, ausgelöst durch emotionale Krisen 19

Der Begriff „emotionale Krise" 19
6 Beispiele 20

Ernst Kühn

Die Organisation von ärztlichen Bereitschafts- und Notfalldiensten 25

Rechtliche Grundlagen 25
Bezeichnungen 25
Teilnahmezwang 26
Befreiungen vom Bereitschaftsdienst 27
Bereitschaftsdienstzeiten 27
Organisationsformen 28
Bestimmungen und Empfehlungen 29
Leistungsumfang 29
Parallele ärztliche Leistungen 29

Paul Brandlmeier

Erhebungen über Notdienstfälle 32

Auszählungen aus einem KV-Bezirk 32
Auszählungen aus einer Großstadtregion 33

Inga Korfmacher

Notfallsituation und Notfallmedikation 36

Herzinfarkt 36
Akuter Herzstillstand 37
Angina-pectoris-Anfall 37
Hypertone Krise 38
Dekompensierte Rechtsherzinsuffizienz 38
Lungenödem 38
Lungenembolie 38
Pneumothorax 39
Plötzliche Atemnot 39
Glottisödem 39
Bluterbrechen 40
Darmkoliken 41
Gallensteinkoliken 41
Nierensteinkoliken 41
Akute Pankreatitis 42
Akutes Abdomen 42
Flüchtige Bewußtlosigkeit 43
Bewußtlosigkeit nach Unfall 44
Apoplexie 44
Bewußtlosigkeit bei Diabetes 44
Andere Formen der Bewußtlosigkeit 45
Akuter Gefäßverschluß 45
Tetanischer Anfall = Hyperventilationssyndrom 45
Lumbago 45
Katheterisierung 45
Genitalblutungen bei Frauen 46
Unstillbares Erbrechen 46
Glaukom 46
Verblitzen (UV-Lichtschädigung) 46
Nasenbluten (unstillbares) 47
Starke Erregungszustände 47
Schwere Schmerzzustände ohne klare Diagnose 47
Brechmittel 47

Exogene Vergiftungen 48
Alkoholintoxikation 48

Paul Brandlmeier

Hausbesuchstasche und Unfalltasche 51

Vorschläge für eine Hausbesuchstasche 52
Hinweise zur Ausrüstung 53
Vorschläge für eine Unfalltasche 54
Hinweise zur Ausrüstung 55

Paul Brandlmeier

Behandlungsausweise und Notfallausweise für gefährdete Patienten 59

Personenkreis 59
Arten von Ausweisen 59

Hans Heinz Schrömbgens

Das ärztliche Gespräch 63

Die Gesprächsführung 63
Vorinformationen 63
Voraussetzungen beim Arzt 64
Die Sprache 64
Interpretationen 65
Auswirkungen 65

Hellmut Sopp

Die Überforderung des Arztes durch permanente Aggravation 66

Objektive Vorgeschichte 66
Eingeengter Wahrheitsgehalt der Anamnese 66
Probleme und Motive der Aggravation 67
Anlässe für ärztliche Konsultationen 69

Helmut Pillau

Überbewertung der ärztlichen Möglichkeiten durch den Kranken 70

Medizinische Informationen durch die Massenmedien . . 70

Apparateglaube 70
Der vorinformierte Patient 70
Der durch das Versicherungswesen induzierte Heilungsanspruch 71

Hans Hege

Die Einmischung Dritter in die Behandlung 72

Ingomar Leitner

Verhalten bei Arztwechsel 74
Gründe für den Arztwechsel 74
Psychologische Momente 74

Hans Heinz Schrömbgens

Der sogenannte „leichte Fall" in der Allgemeinpraxis . . . 76
Unterschiedliche Bezeichnungen 76
Definition des Begriffes „leichter Fall" 76
Primär und sekundär banale Fälle 77
Abgrenzung zur Frühsymptomatik schwerer Erkrankungen 77

Hans Heinz Schrömbgens

Der alte Mensch als Patient 79
Veränderung der Lebenserwartung 79
Altersveränderung 79

Wolfgang Zander

Der psychosomatisch Kranke 84
Psychosomatische Zusammenhänge 84
Psychodynamik neurotischer Erscheinungen 85
Entstehung seelischer Fehlentwicklung 85
Primärursachen für neurotische Strukturentstehung . . . 86
Die intentionale, sensorische Phase 86
Die orale Phase 86
Die anale und die motorisch-aggressive Phase 87
Die urethrale und frühe genitale Phase 87

Die ödipale Phase 88
Neurotische Mischstrukturen 88
Ausbruch der manifesten Neurose 88

Wolfgang Zierhut

Der Dissimulant 90

Der Begriff Dissimulation 90
Bagatellisierung 90

Fritz Geiger

Die Krankheit als Lebensinhalt 92

Die Bedeutung der sozialen Rolle 92
Krankheit und Sozialprestige 92
Der Einfluß des Lebensalters 92
Therapie 94

Ingomar Leitner

Familiäre Konflikte als Krankheitsursachen 95

Gestörte Familienstrukturen 95
Ursachen familiärer Spannungen 95
Häufigkeiten 97
Therapie 97

Paul Brandlmeier

Soziale Ursachen bei Krankmeldungen 99

Maladaption und gestörte persönliche Entfaltung 99
Art der Beschwerden 99
Krankmachende soziale Faktoren 101
Schlechtes Arbeitsklima 101
Mangelhafte Gerechtigkeit am Arbeitsplatz 101
Spannungen zwischen den Menschen im Betrieb 102
Frustrationen durch Akkordarbeit 102
Gestörte Bindung an den Betrieb 103
Unterschiedlicher Ausbildungsgrad 103
Unterschiedliche Verantwortung am Arbeitsplatz 103
Unterschiedliche Belastung, ob Mieter oder Eigenheimbauer 105
Störungen aus disharmonischen Familien 105
Relevante Krankheitsgruppen 107

Bernhard Zönnchen

Hinweise für eine gezielte Labordiagnostik   109

Einleitung 109
Hinweise zur Blutentnahme 109
Abkürzungen 110
Teststreifen 110
Blutkörperchensenkungsgeschwindigkeit 111

Hämatologie 111

Leukocytose 111
Leukopenie 111
Anämien 112
Polycythämie 113
Plasmocytom 114
Blutungsneigung 114

Gastroenterologie 115

Akute Pancreatitis 115
Chronische Pancreatitis 115
Akute Virushepatitis 116
Chronische Hepatitis 116
Cirrhose 117
Fettleber 117
Akuter alkoholischer Leberschaden 117
Verschlußikterus 118
Krankheiten des Magens 118

Nephrologie 119

Akute Pyelonephritis 119
Chronische Pyelonephritis 119
Akute Glomerulonephritis 120
Nephrotisches Syndrom 121
Nephrolithiasis 121
Akute Niereninsuffizienz 122
Chronische Niereninsuffizienz 123

Cardiologie 124

Hypertonie 124
Coronare Herzkrankheit 125
Herzinfarkt 125

Stoffwechselkrankheiten 126

Diabetes mellitus 126
Hypoglykämie 126
Hyperuricämie, Gicht 127
Fettstoffwechselstörungen 128

Rheumatologie 130

Rheumatisches Fieber 130
Primär chronische Polyarthritis 130

Pulmonologie 131

Chronische Bronchitis und Emphysem 131
Asthma bronchiale 131

Endokrinologie 132

Hyperthyreose 132
Hypothyreose 132
Primärer Hyperparathyreoidismus 133
Sekundärer Hyperparathyreoidismus 133
Hypoparathyreoidismus (Tetanie) 133
Überfunktion der Nebennierenrinde (Cushing-Syndrom) . 134
Primäre Überproduktion von Mineralocorticoiden (Conn-Syndrom, Primärer Aldosteronismus) 134
Sekundäre Überproduktion von Aldosteron 134
Phäochromocytom 135

Sachverzeichnis 136

Zeichenerklärung:

- ▸ diagnostische Angaben
- ▪ Therapieangaben
- ● Laborangaben
- − Kontraindikation

Verzeichnis der Mitarbeiter

Dr. med. P. Brandlmeier
Arzt für Allgemeinmedizin,
Lehrbeauftragter für
Allgemeinmedizin an der
Medizinischen Fakultät der
Universität München
D-8000 München 90
Eslarner Straße 30

Dr. med. U. Franz
Arzt für Allgemeinmedizin
D-7456 Geislingen üb. Balingen
Alleenstraße 29

Dr. med. Dr. phil. F. Geiger
Praktischer Arzt, Medizinalrat,
Sprengelarzt
A-6433 Oetz, Tirol

Dr. med. H. Hege
Arzt für Allgemeinmedizin
D-8000 München 55
Würmtalstraße 41

Dr. med. I. Korfmacher
Akademische Rätin
Medizinische Poliklinik
der Universität
D-8000 München 15
Pettenkoferstraße 8a

Dr. med. E. Kühn
Arzt für Allgemeinmedizin,
Lehrbeauftragter für
Allgemeinmedizin an der
Universität Bochum
D-4600 Dortmund-Dorstfeld
Spicherner Straße 9

Dr. med. I. Leitner
Praktischer Arzt
A-3133 Traismauer
Kremserstraße 3

Dr. med. H. Pillau
Arzt für Allgemeinmedizin,
Lehrbeauftragter für
Allgemeinmedizin an der
Medizinischen Fakultät der
Universität München
D-8000 München 82
Wasserburger Landstraße 225

Dr. med. R. Pohl
Wissenschaftlicher Assistent
an der Medizinischen Poliklinik der Universität
D-8000 München 15
Pettenkoferstraße 8a

Dr. med. H. H. Schrömbgens
Arzt für Allgemeinmedizin,
Lehrbeauftragter für
Allgemeinmedizin an der
Medizinischen Fakultät der
Universität Freiburg i. Breisgau
D-7581 Schwarzach

Dr. med. H. Sopp
Psychotherapeut
D-4040 Neuss
Im Jagdfeld 43

Dr. med. W. Zander
Leiter der psycho-
somatischen Beratungsstelle
der Medizinischen Poliklinik
der Universität
D-8000 München 15
Pettenkoferstraße 8a

Dr. med. W. Zierhut
Arzt für Allgemeinmedizin
D-8000 München 15
Waltherstraße 34

Dr. med. B. Zönnchen
Wissenschaftlicher Assistent
an der Medizinischen Poli-
klinik der Universität
D-8000 München 15
Pettenkoferstraße 8a

Helmut Pillau

Hausbesuche, Probleme und Statistik

Vor 100 Jahren übten die niedergelassenen Ärzte ihre Tätigkeit fast nur in Form von Hausbesuchen aus, der Begriff „Sprechstunde" war noch unbekannt. Die Gewohnheit, Sprechstunden abzuhalten, kam erst Ende des 19. Jahrhunderts mit der Einführung der Sozialversicherung in Gebrauch. Deswegen hat aber der Hausbesuch keineswegs an Bedeutung verloren und er wird heute noch als eine *charakteristische Tätigkeit des Allgemeinarztes* angesehen. Die amerikanische Akademie der Allgemeinärzte hat 1968 als Verbandsabzeichen ein Pictogramm gewählt, das diese Zusammenhänge symbolisiert.

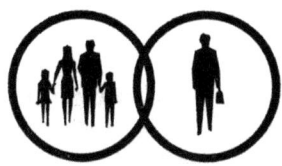

Beim Hausbesuch erhält der Arzt Einblicke in die Lebensgewohnheiten des Patienten und seiner nächsten Angehörigen und ist damit in der Lage, krankmachende Faktoren zu erkennen. *Der Hausbesuch ist also eine wichtige Informationsquelle über die nächste Umgebung des Patienten.*

Der Hausbesuch als Informationsquelle

Die Bedeutung des Hausbesuches geht aus folgenden Äußerungen hervor:

„Der Hausbesuch ist eine hochwertige, wichtige Handlung" [7].
„Für den Hausbesuch spricht, daß man die häufigsten psychosomatischen Befindensstörungen oftmals nur im häuslichen Milieu des Kranken richtig diagnostizieren kann" [3].
„Manchmal habe ich bei Patienten, die nur in die Sprechstunde kamen, einen Anlaß gesucht, um einen Hausbesuch machen zu können, um das Milieu kennenzulernen" [9].
„Gerade diese Hausbesuche vermitteln dem Praktischen Arzt Einblicke, wie sie sonst kein Arzt hat. Die ordentliche oder die manchmal vernachlässigte Wohnung, der Essensgeruch, die Bücher und die Bilder an der Wand, evtl.

ungemachte Betten, gemeinsame oder getrennte Schlafzimmer der Eltern, der Umgangston unter den Eheleuten, das Benehmen der Kinder, die Wohnungsnachbarn auf dem Hausflur, der in die Wohnung dringende Lärm von der Straße, der unter Umständen pausenlos spielende Radioapparat, den man erst selbst zum Schweigen bringen muß" [2].

„Die gestörte Erlebnisverarbeitung erkennt der Allgemeinarzt nur dann, wenn ihm die Hintergründe in Haus und Hof zumindest intuitiv vertraut sind" [1].

„Der Hausarzt dagegen kennt seinen Patienten schon längere Zeit. Anders als der Psychotherapeut lernt er die Welt des Patienten nicht durch dessen Mund und aus dessen Blickwinkel kennen" [6].

„Bei jeder Behandlung ist es wichtig, sich sowohl die Umwelt des Patienten als auch die persönliche und soziale Bedeutung der Krankheit vor Augen zu halten. Aus diesem Grunde ist der Hausarzt die wichtigste Person in der Krankenbehandlung. Er kennt die Patienten und die gesamte Lage im Hause" [4].

Häufigkeit der Hausbesuche

Die *Häufigkeit* der Hausbesuche ist abhängig von der Struktur der Klientel und örtlichen Beziehungen zu Krankenhäusern, Altersheimen, Fachärzten, auch abhängig von caritativen Organisationen für die Hauskrankenpflege. Bei Ersterkrankungen kalkuliert der Patient bei Anforderung von Hausbesuchen die Entfernung zwischen seiner Wohnung und der Praxis des Arztes und die Verkehrsverbindungen gelegentlich mit ein. Muß er mit langen Wartezeiten beim Arzt rechnen, wird er unter Umständen versuchen, über einen Hausbesuch die ärztliche Leistung bequemer zu erhalten. Die Art der Praxisführung fördert oder mindert also auch die Zahl der Hausbesuche. Schließlich finden sich, was die Zahl der Hausbesuche angeht, *saisonale Schwankungen* mit jahreszeitlich bedingten Krankheiten.

In letzter Zeit wurde in mehreren Regionen versucht, die Patienten mit Taxi oder Kleinbus in die Praxis zu transportieren. Obwohl die Kassen die Transportkosten übernehmen, scheiterten die Versuche fast immer aus organisatorischen Gründen.

Der Zeitaufwand pro Hausbesuch

Der *Zeitaufwand* pro Hausbesuch ist abhängig von den Arbeitsgewohnheiten des Arztes, von der Planung und Rationalisierung, den Besuchsanforderungen, vom Straßennetz und von der Entfernung zwischen der Wohnung des Kranken und dem Arztsitz. Als Durchschnittsdauer (einschließlich An- und Abfahrt) pro Hausbesuch geben an:

Schrömbgens	25 Min.
Häussler	20 Min.
Heller	15 Min.
Hayn	15 Min.
Pillau	15 Min.
Knoblauch	13 Min.

Eine Erhebung im Jahre 1970 aus 370 englischen Allgemeinpraxen ergab einen durchschnittlichen Zeitbedarf von 17,7 Min. pro Hausbesuch (home visit).

Umfang der Hausbesuchstätigkeit

1. Während des Jahres 1971 sind im Bundesland Schleswig-Holstein (2,5 Mill. Einwohner) von den niedergelassenen Ärzten
3,4 Mill. Hausbesuche
in den Wohnungen der Kranken durchgeführt worden.

2. Schrömbgens [8] hat festgestellt, daß im ersten Vierteljahr 1971 im Bereich der Kassenärztlichen Vereinigung Südbaden (1,8 Mill. Einwohner)
565 000 Hausbesuche
durchgeführt wurden (Abb. 1).

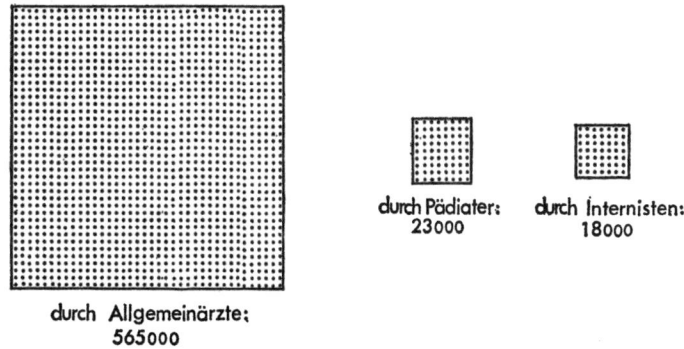

Abb. 1. Zahl der Hausbesuche niedergelassener Ärzte im Bereich der Kassenärztlichen Abrechnungsstelle Südbaden im ersten Vierteljahr 1970 in absoluten Zahlen

3. Nach einer Erhebung im Stadtbereich München im vierten Quartal 1969 entfielen bei

Allgemeinärzten	49 Hausbesuche pro hundert Stammversicherte,
Kinderärzten	34 Hausbesuche pro hundert Stammversicherte,
Internisten	25 Hausbesuche pro hundert Stammversicherte.

4. Nach den Abrechnungsunterlagen der Kassenärztlichen Vereinigung Nordwürttemberg von 1965 bis 1969 kamen auf
   - 172 routinemäßige Hausbesuche
   - 5 dringende Besuche, darunter
   - 3,3 Besuche am frühen Abend oder frühen Morgen,
   - 2 Nachtbesuche und
   - 1 Besuch aus der Sprechstunde heraus.
5. Muhlke hat errechnet, daß 1973 auf einen Krankenschein im statistischen Schnitt 0,4 bis 0,5 Hausbesuche kamen [5].
6. In einer durchschnittlichen englischen Allgemeinpraxis fallen pro Tag 3 bis 6 Hausbesuche an, in größeren Praxen etwa 10 pro Tag.

In allen industrialisierten Ländern ist also der Hausbesuch nach wie vor ein besonderer Schwerpunkt in der Tätigkeit des Allgemeinarztes. Die Einstellung der Hausbesuche, ja schon ihre Reduzierung, wäre nicht nur ärztlich bedenklich, sie wäre auch aus ökonomischen Gründen nicht vertretbar. Man müßte die bettlägerigen Patienten stationär einweisen, was die Bettennot in den Krankenhäusern verschärfen würde. Die ärztliche Versorgung der Bevölkerung würde damit verschlechtert. Außerdem sollte auch das Verlangen der Patienten nicht außer acht bleiben: *Viele Patienten wollen, wenn sie bettlägerig krank werden, lieber zu Hause bleiben.*
Objektiv notwendig ist ein Hausbesuch immer, wenn ein Patient akut erkrankt ist und ein Transport zum Arzt eine Verschlechterung des Zustandes verursachen würde, aber auch dann, wenn man dem Patienten dadurch Schmerzen oder anderen Belästigungen aussetzen würde. Das gilt besonders für Kinder, alte Menschen und Gebrechliche oder Behinderte.

Literatur

1. Bentsen, G.: Illness and General Practice. Oslo: Universitätsverlag 1970
2. Häussler, S.: Der Praktische Arzt heute und morgen. Stuttgart: Gentner 1967
3. Hayn, H.: Semesterbericht für SS 1972. Neu-Isenburg: Privatdruck 1972
4. Levitt, H. N.: Medizinische Psychologie in der hausärztlichen Praxis. Stuttgart: Hippokrates 1963
5. Muhlke, R.: Traktat über die Qualität ärztlichen Lebens. Der niederg. Arzt *23*, 113 (1974)
6. Schmidbauer, W.: Kleine Psychotherapie. München: Selecta 1970
7. Schmücker, N.: Arzt in der Praxis. München: Lehmann 1969
8. Schrömbgens, H. H.: Persönliche Mitteilung
9. Sturm, E.: Einführung in die Allgemeinmedizin. Erlangen: Perimed 1969

Helmut Pillau

Hausbesuche in der Großstadt

Der Allgemeinarzt sollte bei dieser zeitraubenden und kostenaufwendigen Tätigkeit bestrebt sein, zu rationalisieren. Die Rationalisierung kann sich erstrecken auf

die Vorbereitung der Besuche,
die Besuchsfolge,
gewisse Limitierungen,
die Dokumentation.

Vorbereitung

Durch Aushang im Wartezimmer, Handzettel (siehe S. 7) und mündliche Information können die Patienten dazu angehalten werden, Besuche z. B. bis spätestens 10 Uhr früh anzumelden (Notfälle ausgenommen). Die Sprechstundenhilfe muß sich bei der Entgegennahme der Bestellung stets nach der Anschrift und evtl. der Telefonnummer, auch des schon bekannten Patienten, erkundigen. Es ist ärgerlich, erst anläßlich der Ausführung des Besuches feststellen zu müssen, daß der Patient verzogen ist. (Die Fluktuation ist in einer Großstadt nicht gering.) Der Arzt braucht die Telefonnummer des Patienten für evtl. Rückfragen, und die Sprechstundenhilfe, um den Arzt auch während der Besuchstour erreichen zu können. Kennt sie die Reihenfolge der Besuche, erübrigt sich damit die Anschaffung eines Funktelefons. Die Sprechstundenhilfe muß ferner fragen, *weshalb* der Besuch erbeten wird. Bei unklaren Angaben oder bedrohlich erscheinenden Angaben *muß der Arzt in das Gespräch eingeschaltet werden,* um erste Anweisungen geben zu können. Es lassen sich dadurch gelegentlich dringende Besuche vermeiden. Die Besuche werden von der Sprechstundenhilfe in das *Besuchsbuch* eingetragen (Quartalskalender, pro Tag eine Seite). Für jeden Patienten wird in das Besuchsbuch ein Rezept eingelegt, Kopf und Datum bereits ausgefüllt, für Berufstätige auch eine ausgefüllte Arbeitsunfähigkeitsbescheinigung. Für Patienten, die eine bestimmte Injektion erhalten sollen, kann diese ebenfalls vorbereitet werden.
Bei Nachtbesuchen in nicht näher bekannten Häusern sollte man bitten, eine Lampe ins Fenster zu stellen. Besonders in Neubaugebieten, wenn Hausnummern und Straßenschilder noch fehlen, erspart das langes Suchen.

Besuchsfolge

Vor Beginn der Besuchstour kann man die Route festlegen und in der Praxis ansagen oder als Notiz zurücklassen. Berücksichtigt werden Dringlichkeiten und die örtlichen Gegebenheiten. Zeiten dichten Verkehrs auf bestimmten Straßen eignen sich nicht als „Hausbesuchszeiten".

Limitierungen

Beim Hausbesuch sollte man jede „paramedizinische Tätigkeit" unterlassen. Atteste für Finanzamt oder Rechtsanwalt, Verordnung von Einlagen z. B. sollten nicht ausgestellt werden, sie können von Angehörigen in der Praxis abgeholt oder per Post zugesandt werden.

Mit dem Patienten kann man beim Hausbesuch absprechen, daß er gegebenenfalls am nächsten Morgen bis 10 Uhr in der Praxis anruft oder anrufen läßt, bei Verschlimmerung verständlicherweise früher. Erst nach einem neuen Anruf wird ein neuer Besuch vereinbart (ausgenommen sind dauernd bettlägerige oder nicht gehfähige Patienten). So können unnötige Besuche verhindert werden.

Dokumentation

Aus dem Besuchsbuch sollte *täglich* in die Kartei und in das Abrechnungsformular die Leistung übertragen werden.

Der Hausbesuch

Ein Thema, an dem sich die Meinungen entzünden: „Der Arzt macht ihn ungern, oder spät oder gar nicht", sagt die eine Seite, „der Patient fordert ihn zu oft und unnötig", kontert die Gegenstimme; beides ist übertrieben und ließe sich verbessern. Denn mit Spielregeln kann man die Arbeit erleichtern.
Denken Sie also immer an folgende Punkte:

Fordern Sie keinen Hausbesuch, nur um die Wartezeit in der Praxis zu umgehen. Der Arzt wird gerne bereit sein, Sie zu einem vereinbarten Termin ohne lange Wartezeit dranzunehmen, wenn ihm ein Hausbesuch erspart werden kann.

Sagen Sie bei der Anforderung des Besuches, wer krank ist, welche Krankheitszeichen aufgetreten sind und was bisher getan wurde. Nennen Sie, besonders wenn Sie in letzter Zeit umgezogen sind, Ihre Anschrift. Auf manchen Besuch wird umsonst gewartet, weil der Arzt unter der Adresse aus der Kartei neue Mieter angetroffen hat.

Nennen Sie bei Erstbesuchen Anhaltspunkte zum besseren Finden: Briefkästen, Telefonzellen, auffällige Hausanstriche. Denken Sie daran, daß in Neubauvierteln die Hausnummern noch fehlen können. Stellen Sie nachts eine Lampe ins Fenster oder schalten Sie die Treppenbeleuchtung ein.

Fordern Sie den Hausbesuch, außer bei Not- und Unfällen vor 10 Uhr vormittags an. Es gibt eine Bestimmung der Krankenkassen, die Sie dazu verpflichtet. Ihr Arzt kann durch Planung der Besuchstour Zeit einsparen, die Ihnen zugute kommt.

Legen Sie in der Zwischenzeit die bisher eingenommenen Medikamente bereit.

Beachten Sie während des Besuchs: Kinder, Hunde und Bekannte sollten nicht im Zimmer des Kranken sein. Fernseher und Radio müssen abgeschaltet sein. Wenn der Arzt z. B. die Lunge abhören muß, stört jedes Nebengeräusch.

Bitten Sie während des Hausbesuches Ihren Arzt nicht um Bescheinigungen für das Finanzamt, Verordnungen von Einlagen, Kuranträge oder ähnliches. Für nicht dringende Schreibarbeiten ist die Zeit viel zu kostbar.

Und denken Sie bitte schließlich daran, daß sich der Arzt nach dem Besuch aus hygienischen Gründen die Hände waschen möchte.

Ihr Arzt wird Ihnen dankbar sein, wenn Sie ihm helfen, die starke Belastung durch Hausbesuche so gering wie möglich zu halten.

Dr. Pillau

Handzettel für Patienten zum Auslegen im Wartezimmer

Rainer Pohl

Die Hausbesuche eines Landarztes in Zahlen

Die Hausbesuchstätigkeit eines Landarztes unterscheidet sich *nicht grundlegend* von der Hausbesuchstätigkeit eines Allgemeinarztes in Ballungsgebieten. Unterschiede bestehen darin,

> daß die Anfahrtswege für Hausbesuche länger sind oder sein können, der Zeitaufwand für Hausbesuche also höher liegt,
> ferner, daß der Arzt während seiner Besuchsfahrten telefonisch schlecht erreichbar ist, wenn neue, besonders dringliche Hausbesuche angemeldet werden. Dieser Mangel kann durch ein fest eingebautes Funksprechgerät im Wagen des Arztes oder eine andere drahtlose Rufanlage behoben werden.

Ob in ländlichen Gebieten mehr Hausbesuche anfallen als in Ballungsgebieten – bezogen auf die Zahl der Bewohner – kann nicht sicher gesagt werden, weil dies abhängig ist von der Alterszusammensetzung der Bevölkerung, vom Grad der Verkehrsdichte, vor allem der öffentlichen Verkehrsmittel und dem Grad der Motorisierung der eigenen oder nächsten Familienangehörigen [1].

Über die Hausbesuchstätigkeit eines Landarztes (Einzelarztsitz) wurden im Sommer 1972 während 8 Wochen folgende Daten gesammelt [2]:

Einzugsgebiet: 1. Marktgemeinde mit 1 500 Einwohnern,
                2. Hinterland mit 6 700 Einwohnern, bei einer Fläche von 115 Quadratkilometern.
Personal: a) Praxisinhaber und ein Assistent,
           b) zwei Helferinnen,
           c) fakultativ Ehefrau (MTA).
Gerät: Mikroskop, Photometer (mit UV-Ansatz), EKG, Brutbehälter, Gerät zur Bestimmung von Quickwerten, Hörtestgerät, Mikrowelle, Neodynator, Inhaliergerät, Rotlichtlampe.
Praxisumfang: Krankenscheinzahl pro Quartal: 1 800.

Zahl der Hausbesuche

1. Während 8 Wochen fielen 510 Hausbesuche an (ohne Sonntagsbesuche).

2. Zahl der Hausbesuche *pro Tag*
   a) Maximum   22,
   b) Minimum   4,
   c) Durchschnitt 11,6.

3. Die tägliche Arbeitsbelastung durch Hausbesuche war sehr unterschiedlich (Abb. 2).

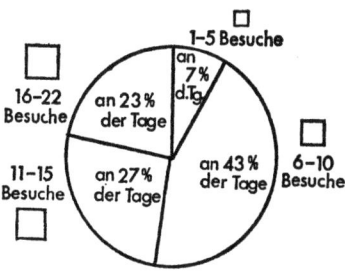

Abb. 2. Die von Tag zu Tag schwankende Zahl der Hausbesuche, gegliedert nach 4 Größenordnungen und deren prozentualem Anteil

4. Unter den im Hause besuchten Patienten waren mehr Personen weiblichen Geschlechts, das Verhältnis weiblich zu männlich war 65 zu 35, bei etwa gleichmäßiger Verteilung bei der Einwohnerschaft der versorgten Region.

Gründe für Hausbesuche

Die häufigsten Gründe für Hausbesuche waren Erkrankungen an (absolute Zahlen in Klammern):

Herzinsuffizienz (78),
fieberhaftem Infekt (52),
akuter Tonsillitis (32),
fieberhafter Bronchitis (26),
Magen-Darm-Erkrankung (25),
Gelenkerkrankung (22),
Stenokardie (18),
Apoplexie (15),
Pneumonie (14),
Herzrhythmusstörungen (13),
Gallenkolik (12).

Die Anforderungen zu Hausbesuchen erfolgten

zu 48% telefonisch oder mündlich in der Praxis,
zu 12% während der Besuchsfahrten,
zu 40% handelte es sich um vereinbarte Wiederholungsbesuche bei längere Zeit bettlägerig Kranken.

Umfang pro Krankheitsfall

Bei mehr als der Hälfte der im Hause besuchten Patienten war nur
1 Besuch vonnöten,

ein Fünftel der Patienten erforderte

2 Hausbesuche.

Drei, vier und fünf Besuche waren notwendig bei rund einem Sechstel der im Hause besuchten Patienten. Die Zahl der Hausbesuche pro Patient war abhängig vom Lebensalter (Abb. 3).

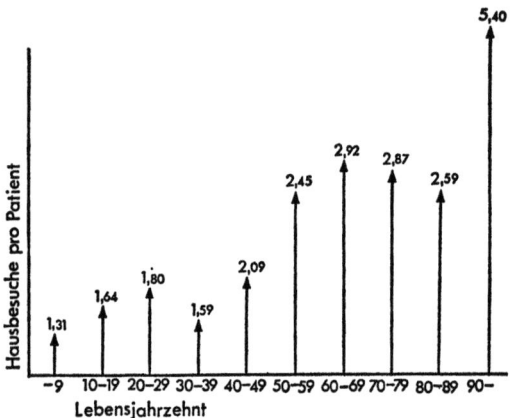

Abb. 3. Durchschnittliche Zahl der Hausbesuche pro Hausbesuchspatient in Abhängigkeit vom Lebensalter des besuchten Patienten

Art der Bettlägerigkeit

Es wurde der Frage nachgegangen, ob nicht ein Teil der Patienten – entsprechende Transportmöglichkeiten vorausgesetzt – die Sprechstunde hätte aufsuchen können. Deshalb wurde versucht, das Krankengut in 3 Kategorien aufzuschlüsseln (Tabelle 1).

Tabelle 1. Kategorien der Bettlägerigkeit und ihr prozentualer Anteil an den im Hause besuchten Patienten

Bei den besuchten Patienten bestand Bettlägerigkeit	Prozentualer Anteil unter den im Haus besuchten Patienten
während des gesamten Tagesverlaufes	53
die meisten Stunden pro Tag	33
einige Stunden pro Tag	14

Krankenhauseinweisungen

Von den während 8 Wochen im Hause besuchten 236 Patienten (für deren Betreuung 510 Besuche nötig waren) wurden 24 Patienten in ein Krankenhaus eingewiesen. (Im gleichen Zeitraum wurden aus der Sprechstunde 17 Patienten zur stationären Diagnostik oder Therapie eingewiesen.)

Literatur

1. Franz, U.: Hinweise aus einer Allgemeinpraxis. Dtsch. Ärztebl. *62*, 321 (1965)
2. Pohl, R. A. G.: Die Hausbesuchstätigkeit eines Landarztes. Dissertation, München 1972

Wolfgang Zierhut

Probleme beim dringend verlangten Hausbesuch in der Großstadt

Der Begriff „dringlich"

Die Forderung oder der Wunsch, sofort zu einem Krankenbesuch ins Haus zu kommen, wird vom Patienten oder seinen Angehörigen ausgesprochen. Der Begriff „dringlich" hängt also zunächst vom Urteil des Patienten oder seiner Angehörigen ab und wird beeinflußt durch
  die Konstitution des Kranken,
  Gefühle und Empfindungen des Kranken und seiner Angehörigen,
  Charaktereigenschaften und Gewohnheiten des Kranken,
  sein Verhältnis zur Umwelt.

Fallauszählungen

Um Einblick in die Problematik der dringlichen Hausbesuche zu erhalten, wurden 1016 Fälle dringlicher Besuche, die von 50 Allgemeinärzten im Stadtbereich München im III. Quartal 1972 ausgeführt wurden, einer Analyse unterzogen.

Zeitliche Verteilung

Fast die Hälfte der dringlichen Besuchsanforderungen erfolgte tagsüber, *auf die Nachtstunden zwischen 22 Uhr und 6 Uhr morgens entfiel nicht einmal ganz ein Zehntel der Fälle* (Abb. 4).

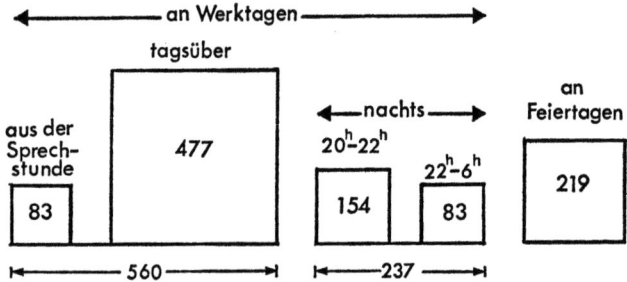

Abb. 4. Absolute Zahlen für dringliche Besuche nach Zeitabschnitten, entsprechend der in der Gebührenordnung vorgeschriebenen Unterteilung (Gesamtzahl: 1016)

Häufigkeiten nach Krankheitsgruppen

Die Auszählung der 1016 dringenden Fälle nach Krankheitsgruppen ist aus der Tabelle 2 ersichtlich, häufige Einzeldiagnosen wurden hinzugefügt. (In dieser Tabelle sind jene dringlichen Fälle nicht enthalten, die während der Sprechzeiten in der Praxis selbst versorgt wurden.)

Tabelle 2. Die bei 1016 dringlichen Besuchen von Münchner Allgemeinärzten im III. Quartal 1972 gestellten Diagnosen nach Krankheitsgruppen und Häufigkeit geordnet

Kreislauferkrankung (darunter Herzinsuffizienz 86mal, Infarkt 36mal, akuter Herztod 3mal, durch Diabetes mellitus komplizierte Fälle 15mal)	243mal
Erkrankung der oberen Luftwege (darunter 51mal fieberhafte Bronchitis)	80mal
Magen-Darm-Beschwerden (die Diagnosen lauteten: Gastritis, Gastro-Duodenitis, Enteritis, Magen-Darm-Koliken)	69mal
Chirurgische Diagnosen (darunter Prellungen 19mal, Frakturen 17mal, frische Wunden 17mal, Zerrungen 7mal, Commotio 7mal)	66mal
Angina tonsillaris	59mal
Nierenkolik	51mal
Akutes Wirbelsäulensyndrom	48mal
Hochfieberhafter Infekt	46mal
Akute Gallenbeschwerden (einschl. Koliken)	36mal
Asthma bronchiale	32mal
Beschwerden durch Malignome	27mal
Apoplexie (frische *und* Zustände nach)	20mal
Zystopyelonephritis	19mal
Zerebrale Störungen	16mal
Akute abdominelle Erkrankung (darunter Appendizitis 8mal, Ileus 4mal)	12mal
Epileptischer Anfall	15mal
Akute Psychose	15mal
Akute Blutung (darunter Magenblutung 12mal)	15mal
Masern, Scharlach, Varizellen, Röteln	10mal
Thrombose	10mal
Pneumonie	9mal
Hepatitis	8mal
Rheumatische Erkrankung	8mal
Tetanie	6mal
Migräne	6mal
Suizid	5mal
Fälle mit einer Häufigkeit unter 5	81mal

Unter den registrierten Fällen waren

8,9 % als lebensbedrohlich anzusehen,
20,1 % als schwere Erkrankungen.

Lebensbedrohliche Fälle

Die lebensbedrohlichen Fälle gliedern sich auf in

Herzinfarkt	36mal	frische Apoplexie	10mal
akute schwere Blutungen	14mal	Todesfälle unterschiedlicher Ursache	5mal
Fälle akuter abdomineller Erkrankung	16mal	Suizid	5mal
akuter Gefäßverschluß	10mal	bedrohliche Allergie	2mal

Schwere Fälle

Die schweren Fälle betrafen

Nierenkolik	51mal	Pneumonie	9mal
hochfieberhafter Infekt	46mal	akute Appendizitis	8mal
Gallenkolik	27mal	Fraktur (schwere)	5mal
hypertone Krise	20mal	Ileus	4mal
Kreislaufkollaps	29mal	Tonsillarabszeß	3mal
epileptischer Anfall	15mal	Extrauteringravidität	1mal
akute Psychose	15mal	Netzhautablösung	1mal

Nur bei 1,6% der Fälle bestanden Zweifel an der „Dringlichkeit". Hier lauteten die Diagnosen:

vegetative Dystonie, Amenorrhoe, Anämie, Regelstörung, Fluor und nervöse Übererregbarkeit.

Die Ungerechtfertigkeit dringlicher Besuche kann nur durch eigenen Augenschein des Arztes festgestellt werden. Selbst dann, wenn man einen Besuch als nicht dringend oder überhaupt überflüssig erkennt oder einschätzt, sollte man sich nicht zu abwertenden Äußerungen hinreißen lassen. Man kann aber darauf bestehen, ein verordnetes Medikament sofort zu besorgen, selbst wenn die diensthabende Apotheke weit entfernt liegen sollte.

Es ist anzumerken, daß sowohl während der Wochennächte als auch an den Feiertagen ein organisierter ärztlicher Notdienst parallel lief.

Den im organisierten Notdienst arbeitenden Ärzten sind im allgemeinen sowohl die Patienten wie deren Milieu weitgehend unbekannt. Das trifft nicht zu für die hier analysierten Fälle, deren Einzelheiten den Abrechnungsunterlagen langjährig tätiger Allgemeinärzte, denen sowohl die Patienten wie deren Milieu seit langem bekannt waren, entstammen.

Ulrich Franz

Nachtbesuche und Nachtberatungen in einer Landpraxis

Häufigkeiten von Nachtleistungen

In der untersuchten Landpraxis sind in drei Jahren (1969 bis 1971)

185 Nachtbesuche und
80 Nachtberatungen

angefallen. Rechnet man diese Zahlen um, so ergeben sich im Durchschnitt

5 Nachtbesuche und
2 Nachtberatungen

pro Monat.

Es wurden nur jene Nachtbesuche gezählt, die der Definition der Gebührenordnung genügten, d. h. „bestellt und ausgeführt nach 20 Uhr abends und vor 8 Uhr morgens". In Grippe- und Vertretungszeiten (für andere Kollegen) wurden ausnahmsweise bis Mitternacht Besuche erledigt. Diese nur auf die Nachtzeit *verschobenen* Besuche wurden nicht mitgezählt. Es wurde die Zeit der Bestellung, nicht die der späterliegenden Ausführung der Nachtbesuche dokumentiert. Nachtberatungen und Nachtbesuche betrafen etwa zur Hälfte bereits bekannte Patienten, zur Hälfte noch nie zuvor gesehene Patienten (im Sonntags- und Urlaubsvertretungsdienst).

Zeitpunkt der Beanspruchung und sozialer Status der Patienten

Schlüsselt man die Nachtberatungen und Nachtbesuche nach Männern, Frauen und Kindern und nach stundenweisen Zeitabschnitten auf (Abb. 5 und 6), so zeigt sich, daß in bestimmten Zeitabschnitten die Gruppe der Kinder zahlenmäßig am höchsten liegt, in anderen die der Frauen und in wieder anderen die der Männer. *Die meisten Leistungen fielen vor Mitternacht an.*

Die fünf häufigsten Krankheitsgruppen, die Nachtleistungen erforderten, zeigt die Abb. 7. Zu den Krankheitsgruppen können folgende Angaben gemacht werden:

a) Fieber, Katarrhe der Luftwege, Angina tonsillaris:

Es fielen in dieser Krankheitsgruppe

40 Nachtbesuche und
10 Nachtberatungen

an.

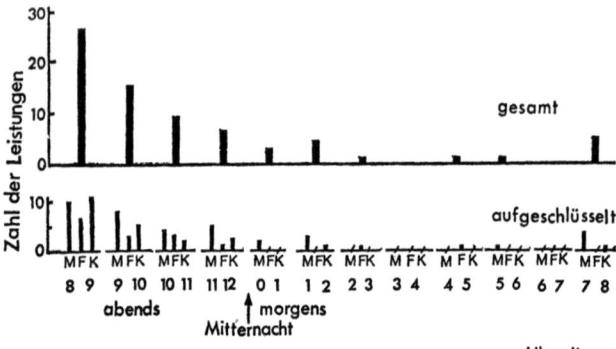

Abb. 5. Nachtberatungen in einer Landpraxis während drei Jahren, aufgeschlüsselt nach der Uhrzeit der Beanspruchung und dem Personenkreis (M = Männer, F = Frauen, K = Kinder)

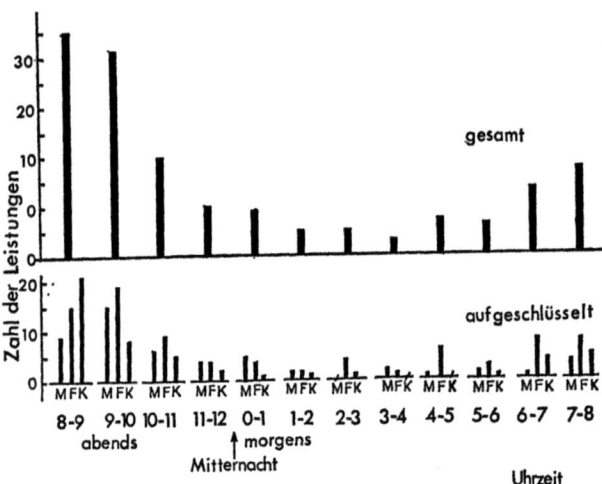

Abb. 6. Nachtbesuche in einer Landpraxis während drei Jahren, aufgeschlüsselt nach der Uhrzeit der Beanspruchung und dem Personenkreis (M = Männer, F = Frauen, K = Kinder)

Auffallend ist die Häufung in den Abendstunden und wieder in den Morgenstunden, wenn die Mütter mit Schrecken 40° Fieber bei ihren Kindern feststellen.

b) Verletzungen:

Hier kommen neben 9 Nachtbesuchen 29 Nachtberatungen vor. Die Patienten sahen offensichtlich ein, daß der Arzt in seinen Praxisräumen die Verletzungen besser versorgen kann als im Haus.

		20 bis 21h	21 bis 22h	22 bis 23h	23 bis 24h	0 bis 1h	1 bis 2h	2 bis 3h	3 bis 4h	4 bis 5h	5 bis 6h	6 bis 7h	7 bis 8h
Nachtberatungen	Fieberhafte Erkrg.	•••	•	•	•		•			•			•
	Verletzung	••••	•••• ••	••••	••	•	•			•			••
	Magen-Darm-Beschw.	•••											
	Kolik					•							
	Appendizitis				•								
	VARIA	•••• ••••	••• •	••••	••••		•	•					••
	Summe	28	16	9	8	2	4	1	0	1	1	0	5
Nachtbesuche	Fieberhafte Erkrg.	•••• •••• ••	•••• ••	••••	•	•	•	•				•••• •	••••
	Verletzung	•••	••	•		•				•			•
	Magen-Darm-Beschw.	•••• •••• •	•••• ••••	••••	•		•			•		••	••
	Kolik	••••	••••	••	•	•			•	•••	•	••	••••
	Appendizitis	•	•••		•	•							•
	VARIA	•••• •••• ••	•••• •••• ••	•••• ••	•••• •	•••	••	••••	••	•••	••••	••••	••••
	Summe	45	42	20	10	10	5	5	3	7	6	13	17

Abb. 7. Nachtleistungen in einer Landpraxis während drei Jahren, aufgeschlüsselt nach Beratungen und Besuchen und nach den fünf häufigsten Krankheitsgruppen und der Uhrzeit der Beanspruchung. Ein Punkt bedeutet einen Krankheitsfall

c) Beschwerden und Erkrankungen in der abdominellen Region:

Es wurden die schweren Koliken und die appendizitischen Bilder gesondert ausgewiesen, alle anderen Baucherkrankungen zusammengefaßt.
In der „Baucherkrankungs-Rubrik" überwogen die gastro-enteritischen Bilder mit Erbrechen, Durchfällen und (leichteren) Leibschmerzen. Diese Patienten kommen fast nie in die Praxis, sondern verlangen Hausbesuche, wiederum besonders in den Abendstunden. Den Besuchsanforderungen muß stattgegeben werden, denn erst durch die Untersuchung im Hause entscheidet sich, ob es sich um einen verhältnismäßig harmlosen Magen-Darm-Katarrh handelt oder um eine schwere Erkrankung. Die Besuche bei Patienten mit Koliken verteilen sich ziemlich gleichmäßig über die ganze Nacht.

Alle 8 in Beobachtung gekommenen appendizitischen Bilder wurden sofort in die Klinik eingewiesen und spätestens am nächsten Tag operiert, wobei es sich in wenigstens 2 Fällen nicht um eine akute Blinddarmentzündung gehandelt hat.

Die restlichen Krankheitsbilder reichten vom Herzinfarkt bis zum Hautkratzer mit Angst vor Blutvergiftung oder bis zur jungen Frau mit starken Wehen vor dem Geburtstermin, die es entschieden ablehnte, zur Entbindung ins Krankenhaus zu fahren und nur eine Spritze gegen die Schmerzen haben wollte, weil sie noch heute heiraten wollte.

Es gab unter den Nachtfällen auch einige psychiatrische Notfälle. Suizidversuch, Alkohol-Delir, paranoide Verwirrungszustände. Einige Nachtbesuche wegen „Herzanfällen" und anderen körperlichen Symptomen erwiesen sich als neurotisch bedingt.

Notwendigkeit der Nachtbesuche

Es wird gelegentlich gesagt, die Hälfte der Nachtbesuche wäre gar nicht dringlicher Natur. Befaßt man sich mit den Einzelfällen aber vom Blickpunkt des Patienten aus, so findet man *nur selten unnötig verlangte dringende Inanspruchnahme.*

In manchen Fällen ist es möglich, Nachtbesuche in Nachtberatungen umzuwandeln oder den Anrufer zu bitten, kranke Kinder oder Leichtverletzte im eigenen Wagen in die Praxis zu bringen.

Vergleichszahlen

Clyne [1] gibt für große englische Praxen (mit 3000 bis 4500 eingeschriebenen Patienten) etwas über 100 Nachtbesuche im Jahr an, also 8 bis 10 im Monat.

Häussler [2] hatte bei einer Auszählung aus dem III. Quartal 1964 bei 1430 praktischen Ärzten und 408 niedergelassenen Fachärzten in Nordwürttemberg im Durchschnitt 8 Nachtbesuche pro Monat gefunden. Hinzuzufügen ist, *daß die überwiegende Zahl dieser Nachtleistungen vor 22 Uhr lag* und daß seither die Zahl der Nachtleistungen insgesamt rückläufig gewesen ist.

Sturm [3] hat nach 10 Jahren Erfahrung in einer Landpraxis (1958 bis 1967) gesagt: „Eigentlich wird man nachts relativ selten aus dem Bett geholt, jedenfalls viel seltener, als allgemein angenommen wird."

Literatur

1. Clyne, M.: Der Anruf bei Nacht. Stuttgart: Klett 1964
2. Häussler, S.: Der Nachtdienst der Kassenärzte. Dtsch. Ärztebl. *16*, 903 (1965)
3. Sturm, E.: Einführung in die Allgemeinpraxis. Erlangen: Straube 1969

Paul Brandlmeier

Dringliche Rufe, ausgelöst durch emotionale Krisen

Man muß davon ausgehen, daß jede Bitte um einen dringlichen Hausbesuch eine reale Ursache hat. Der Patient oder sein Angehöriger hat *sein* Problem, er erwartet vom Arzt eine Klärung oder Lösung. Der Arzt darf auf einen „emotionalen Anruf" deshalb nicht emotional reagieren, etwa wenn er erkennt, daß keinerlei Dringlichkeit vorlag. Der Patient erwartet eine sachliche Lösung.

Der Begriff „emotionale Krise"

Eine emotionale Krise kann man als eine emotionale Situation definieren, bei der der Patient oder einer seiner nächsten Angehörigen plötzlich das Gefühl bekommt, es könne so nicht mehr weitergehen (Clyne [2]). Solche Situationen entstehen bevorzugt dann, wenn bestimmte Faktoren entweder aus der Biologie oder aus der Sphäre der Objektverhältnisse wirksam sind (Luban-Plozza und Pöldinger [3]).

Zu den Faktoren aus der Biologie zählen

- Störungen des Tag-Nacht-, Wach-Schlaf-Rhythmus,
- gesteigertes Lebenstempo („to burn the candle on both the ends)
- Reizüberflutung
- zunehmender Idealverlust und zunehmender Materialismus

Faktoren aus den Objektverhältnissen können sein

- Isolierung, Entwurzelung, Mangel an menschlichem Kontakt
- Liebes-, Anerkennungs- und Sexualkonflikte
- Überforderung infolge Doppelbelastung in Haushalt und Beruf
- Konflikte in der Berufssphäre
- finanzielle Sorgen

Emotionale Krisen sind im ambulanten ärztlichen Notdienst nicht selten die Ursache von Notrufen (meist sind es Krisen innerhalb der Familie). Manchmal liegt der Notstand überhaupt nicht beim Patienten, zu dem man gerufen wurde, sondern bei einem Familienmitglied: der Patient wird „vorgeschoben", um zu einem ärztlich-autoritativen Rat zu kommen. Es kommt auch vor, daß der „dringliche Ruf" seinen einzigen Grund in der „Einsamkeit" des Patienten und seinem Gefühl der Verlassenheit hat. Eine emotionale Krise ist anzunehmen, wenn der Arzt in der Wohnung des Kranken eine völlig andere Situation vorfindet als er aufgrund der Notrufformulierung annehmen mußte. Die gleiche Vermutung tritt auf, wenn sich Ungereimtheiten und Widersinnigkeiten in den Erzählungen und Schilderungen des Patienten und seiner nächsten Angehörigen ergeben (Balint [1]).

Einige typische Beispiele in ihrer unterschiedlichen Art mögen dies beweisen:

1. Beispiel

Notruf (7 Uhr morgens): „Bitte kommen Sie sofort, der Vater ist schwer krank!" Die Gegenfrage, was denn Näheres vorliege, wird beantwortet: „Am Telefon kann man nicht alles sagen." (Es wird vom Nachbarn aus angerufen.)

Situation beim Eintreffen des Arztes: Der Patient sitzt in der Küche auf einem Stuhl und raucht eine Zigarre. Er bittet den Arzt höflich ins „gute Zimmer", er will niemanden von der Familie zuhören lassen und beginnt das Gespräch mit dem Satz: „Heute ist mein Sterbetag, was darf ich für Ihren letzten Krankenbesuch bezahlen?" Die Exploration ergibt: Der Patient hat die Nacht über nicht geschlafen, sondern gelesen, geraucht, getrunken, er ist jetzt angetrunken, jedoch nicht eigentlich betrunken. Er quälte sich die Nacht über mit Gedanken und Erinnerungen an ein lebensbedrohliches Erlebnis aus dem Zweiten Weltkrieg, den Gründen für den vor einigen Monaten erfolgten Führerscheinentzug, seine jetzige sexuelle Impotenz und seine ungeordneten wirtschaftlichen Verhältnisse. (Mitgeteilt von Alwin Grab.)

Ärztliches Handeln: Der wichtigste Teil der Therapie ist das Gespräch. Der Kranke muß spüren, daß er reden kann, ohne daß er Urteil oder Verurteilung fürchten muß. Stockt sein Redefluß, so kann der Arzt einen der letzten Sätze in interrogativer Form wiederholen, gewöhnlich redet dann der Patient weiter. Zu präzise Fragen des Arztes können die Spontaneität des Gesprächs gefährden. Eine körperliche Untersuchung sollte erst dann vorgenommen werden, wenn sich der Patient „ausgeredet" hat. Eine sofortige körperliche Untersuchung läßt zu viele Möglichkeiten, sich hinter organischen Begriffen zu verstecken. Eine Krankenhauseinweisung braucht nicht erwogen zu werden, ein leichtes Sedativum kann gegeben werden und an einem der folgenden Tage sollte mit dem Patienten eine Fortsetzung des Gesprächs vereinbart werden.

2. Beispiel

Notruf: „Mein Untermieter hat Fieber und am ganzen Körper, besonders im Bauch, unerträgliche Schmerzen!"

Situation beim Eintreffen des Arztes: In einem schmalen Zimmer, das von einem Ölofen unsinnig überheizt ist, findet der Arzt einen 22jährigen Mann, den er von einer Urlaubsvertretung her bereits kennt. Der Patient wurde vor Jahren von einem Schiffsarzt auf See appendektomiert und im Gefolge dieser Operation waren später Dünndarmresektionen durchgeführt worden. Vom Hausarzt erhielt der Patient, im Einvernehmen mit der chirurgischen Universitätsklinik, die ihn zuletzt operiert hatte, täglich 10 Ampullen Dolantin (!). Die Körpertemperatur war normal und Schmerzen wurden, so wie an den Vortagen in der Sprechstunde, lediglich im Bauch angegeben. Der die Urlaubsvertretung wahrnehmende Arzt hatte versucht, den Patienten auf 5 Ampullen Dolantin pro Tag zu beschränken und war beim Patienten nicht auf Widerstand gestoßen. Offenbar hatte jedoch die herabgesetzte Medikation dem Patienten nicht genügt und er hat durch diesen Notruf mit Erfolg eine neue Verordnung von Dolantin ausgelöst. Bemerkenswerterweise gab er jedoch nicht an, daß er mit den verschriebenen Ampullen Dolantin nicht ausgekommen sei, sondern erzählte, daß er diese bei der Rückfahrt vom 100 km entfernten Wohnsitz seiner Eltern dort vergessen habe. (Mitgeteilt von Kurt Schiffner.)

Ärztliches Handeln: Es dürfte hier eine Toxikomanie vorgelegen haben. Der Patient sollte in psychiatrische Spezialbehandlung überwiesen werden, wahrscheinlich ist sogar stationäre Aufnahme zur Entwöhnung notwendig. In einem solchen Fall könnte versucht werden, die Adresse des Hausarztes zu erfahren, um mit ihm Verbindung aufzunehmen. An Ort und Stelle wird kaum eine andere Wahl bleiben, als Dolantin erneut zu geben.

3. Beispiel

Notruf: „Ein Kind wurde auf dem Heimweg von der Schule von einem Mitschüler umgestoßen und hat davon sehr starke Schmerzen in der Brust und kann jetzt nicht mehr sehen!" (Anruf einer Nachbarin, bei der sich das Kind tagsüber in Pflege befindet.)

Situation beim Eintreffen des Arztes: In einem Bett des Kinderzimmers der Familie, bei der sich das Kind tagsüber aufhält (die Mutter ist berufstätig), findet sich ein 11jähriges Mädchen. Es gibt an, keine Schmerzen zu haben, es zeigen sich auch keinerlei Verletzungsspuren. Das Kind hält die Augen fest geschlossen und sagt, es könne die Augen nicht öffnen. Bei der Unterhaltung mit dem ihr fremden Notfallarzt öffnet das Kind aber immer wieder kurz die Augen. Auf Befragen gibt das Kind an, bei dem kurzen Öffnen der Augen normal zu sehen. Bei der Frage an die Pflegemutter, ob das Kind psychisch auffällig sei oder besonderen Belastungen unterliege, hört der Arzt, daß der Vater des Kindes ein Trinker sei und das Kind und seine Mutter häufig abends schlagen würde, so auch wieder am vorangegangenen Abend.
Für den Notruf waren offenbar zwei Komponenten maßgebend. Einerseits der

Wunsch des Kindes, sorgende Aufmerksamkeit auf sich zu ziehen, andererseits die Furcht der Pflegemutter, bei dem ihr anvertrauten Kind eine möglicherweise notwendige ärztliche Maßnahme nicht rechtzeitig ausgelöst zu haben. (Mitgeteilt von Kurt Schiffner.)

Ärztliches Handeln; Es lag eine „broken-home-Situation" vor. Eine Therapie mit Medikamenten stand nicht zur Debatte. Das Mittel der Wahl war das „ärztliche Gespräch". Mit einem Mädchen von 11 Jahren kann man ziemlich offen über seine familiären Verhältnisse sprechen, eine gewisse Behutsamkeit vorausgesetzt. Man könnte das Mädchen fragen, wie es zum Vater steht. Ergeben sich nur einige positive Ansatzpunkte, so sollte man dem Mädchen raten, mit dem Vater zu reden. Kinder zwischen dem etwa 5. und 12. Lebensjahr sind die besten Gesundheitserzieher für Eltern, wenn sie nur die notwendigen sachlichen Hinweise kennen, um argumentieren zu können. Die Pflegemutter um Mithilfe zu bitten, hätte hier sicher wenig Sinn.

4. Beispiel

Notruf: „Meine Nachbarin ist hingefallen, sie hat jetzt furchtbare Schmerzen!" (Anrufender war der Nachbar.)

Situation beim Eintreffen des Arztes: Eine 48jährige Frau, in ärmlichen Verhältnissen lebend; sie kann nur lallend und unzusammenhängend Auskunft geben. Im Zimmer ist auch ihr Nachbar, der weitere Fragen beantworten kann. Die Frau ist seit 4 Jahren geschieden, sie lebt mit dem anwesenden Nachbar zusammen in einer Art „Onkelehe". Die beiden erwachsenen, auswärts wohnenden Kinder der Patientin wollen von der Mutter nichts mehr wissen, die Frau betäubt sich deshalb ständig mit barbiturathaltigen Schlaftabletten und trinkt reichlich Alkohol. Der Nachbar, der der Frau sehr zugetan ist, machte sich große Sorgen um die Patientin. Krank war nicht nur die Patientin, sondern mehr noch ihr Nachbar und Freund. Von einer Verletzung konnte keine Rede sein. (Eigene Beobachtung.)

Ärztliches Handeln: Es ist zu entscheiden, ob die Patientin stationär eingewiesen werden muß. Das hängt davon ab, ob jetzt schon der Höhepunkt der Intoxikation erreicht ist oder erst in 30 oder 60 min zu erwarten ist. Man muß herauszubringen versuchen, wann welche Mengen Schlaftabletten und Alkohol eingenommen wurden. Kommt man zur Überzeugung, daß der Höhepunkt der Intoxikation schon erreicht ist, so könnte man sich mit der Gabe von Novadral 0,01 (1 Amp.) i. m. begnügen. Ist eine weitere Verschlimmerung der Bewußtseinstrübung zu vermuten, so könnte außerdem Apomorphin 0,01 zusätzlich gegeben werden. Dann müßte man allerdings 30 bis 40 min bei der Patientin bleiben, bis Erbrechen aufgetreten ist. (Nach der Injektion müßte die Patientin auf die Seite gelagert werden.)

5. Beispiel

Notruf: „Ich habe einen Herzanfall und sehr starke Schmerzen."

Situation beim Eintreffen des Arztes: 40jährige Patientin, verheiratet. Ein krankhafter körperlicher Befund ist nicht zu erheben. (Niemand sonst aus der Familie ist anwesend.) Im Laufe des Gesprächs berichtet die Patientin: „Meine 18jährige Tochter war gestern länger aus, als ich erlaubt habe. Zur Strafe sollte sie heute zu Hause bleiben. Mein Mann hält aber immer zu ihr und hat es nun doch erlaubt. Nach meinen Vorwürfen ist er dann auch noch weggegangen. Hatte ich nicht recht?" (Mitgeteilt von Helmut Pillau.)

Ärztliches Handeln: Medikamentös konnte ein leichtes Sedativum gegeben werden. Die Frau versucht, einen Teil ihrer Familie zum Sündenbock zu machen. Das könnte man ihr durchaus deutlich machen und ihr weiter sagen, daß sie nicht beschwerdefrei wird, wenn sie diese Haltung nicht aufgibt. Es könnte auch empfohlen werden, in den folgenden Tagen oder Wochen eine psychotherapeutische Behandlung zu beginnen, weil eine sexuelle Störung zwischen den Ehepartnern wohl zu vermuten ist.

6. Beispiel

Notruf: „Mein Kind ist plötzlich mit hohem Fieber erkrankt und klagt über Atemnot. Ich habe Angst, daß es erstickt."

Situation beim Eintreffen des Arztes: Der Arzt fand bei seinem Eintreffen drei Kinder unterschiedlichen Alters auf dem Sofa sitzend vor. Die Kinder beobachteten die Kinderstunde im Fernsehen, die beiden Eltern arbeiteten mit entblößtem Oberkörper im Garten draußen (es war ein schöner, sonniger Tag). Das kleinste der drei Kinder war das erkrankte. Bei der Untersuchung fühlte sich das Kind heiß an, der Rachen war leicht gerötet, die Sprache etwas heiser. Ein weiterer krankhafter Befund, insbesondere eine Atemnot war nicht festzustellen. Sofort nach der Untersuchung beobachtete das Kind weiter interessiert das Fernsehprogramm. Die Sofortbesuchsanforderung hatte einen realen Grund: Ein Kind der Familie war vor einigen Jahren an einer Hirnhautentzündung erkrankt und gestorben. „Man weiß ja nicht, was aus so einer Erkrankung werden kann", war die Entschuldigung der Mutter. (Mitgeteilt von Klaus Dieter Haehn.)

Ärztliches Handeln: Schon der erste Eindruck und die erste kurze Inspektion ergibt, daß kein Grund zu irgend einer Besorgnis besteht. Konnten das die Eltern nicht auch erkennen? Der Arzt wird sich hüten müssen, unwirsch zu reagieren, was verständlich wäre. Das Kind ist zwar nur leicht krank, krank aber ist die Mutter. Sie zeigt eine Angstreaktion und diese Reaktion wird abgebaut durch die Versicherung des Arztes, daß das Kind in keiner Weise gefährdet ist.

Literatur

1. Balint, M.: Der Arzt, sein Patient und die Krankheit. Stuttgart: Klett, 1965
2. Clyne, M. B.: Der Anruf bei Nacht. Eine psychologische Untersuchung aus der ärztlichen Praxis. Stuttgart: Klett; 1964
3. Luban-Plozza, B., Pöldinger, W.: Der psychosomatisch Kranke in der Praxis. Basel: Editiones „Roche", 1972

Ernst Kühn

Die Organisation von ärztlichen Bereitschafts- und Notfalldiensten

In der außerklinischen ärztlichen Versorgung einer Bevölkerung fallen ärztliche Beratungen und Hausbesuche „rund um die Uhr" an. Auch außerhalb der „dienstbereiten" Zeiten steht der niedergelassene Arzt dem Patienten bei Notfällen zur Verfügung. Es ist jedoch nicht durchführbar, daß ein Arzt sich pausenlos bereithält.

Für Notfälle während der „dienstfreien" Zeiten

an Wochenenden und Feiertagen
an freien Werktagnachmittagen (meistens mittwochs)
in Ballungsgebieten auch während aller Wochennächte

werden daher Regelungen entweder

von den ärztlichen Kreisverbänden angeordnet oder
von den Ärzten untereinander direkt abgesprochen,

die darauf abzielen, daß von mehreren Ärzten in einer überschaubaren Region auch an den „dienstfreien" Zeiten wenigstens einer für dringliche Fälle erreichbar ist.

Rechtliche Grundlagen

Die ärztlichen Organisationen, denen alle niedergelassenen oder zugelassenen Ärzte/Kassenärzte angehören müssen, sind verpflichtet, Notfalldienste einzurichten; diese Verpflichtung ergibt sich aus § 6 Abs. 4 des Bundesmantelvertrages (BMV), der lautet:

„Die Kassenärztliche Vereinigung stellt für Tage, an denen die Sprechstunden allgemein ausfallen, eine ausreichende Versorgung für dringende Fälle sicher." (Bundesmantelvertrag: öffentlich-rechtliche Rahmenvereinbarung, die zwischen der Kassenärztlichen Bundesvereinigung gemäß § 368 K Abs. 2 RVO und den Bundesverbänden der Krankenkassen gemäß § 414 Abs. 3 RVO geschlossen wird.)

Bezeichnungen

In den 1972 und 1974 erlassenen Neufassungen der Berufsordnungen der Landesärztekammern werden die nach § 6 Abs. 4 des Bundesmantelvertrages geforderten Bereitschaftsdienste als

Notfallbereitschaftsdienst oder
Notfalldienst

bezeichnet. Es sind aber auch in Gebrauch die Bezeichnungen

Notdienst ferner
Notfallvertretungsdienst (NVD) und
Bereitschaftsdienst.

Der für Unfälle organisierte *Unfallrettungsdienst* hat mit dem Notfallbereitschaftsdienst der Kassenärzte nichts zu tun. Die beiden Institutionen werden gelegentlich miteinander verwechselt, vor allem dann, wenn die Fahrzeuge des Unfallrettungsdienstes die Aufschrift „Notarzt" tragen. Unfallrettungsdienste existieren hauptsächlich in Ballungsgebieten und werden von der Berufsfeuerwehr oder den Sanitätsorganisationen wie Malteser-Hilfsdienst, Johanniter-Hilfsdienst oder Rotem Kreuz unterhalten.

In den Jahren 1973 und 1974 sind in mehreren westdeutschen Ländern „Rettungsdienstgesetze" erlassen worden. In Bayern bestimmt das Rettungsdienstgesetz (1. 1. 1974), daß die Landkreise und kreisfreien Städte Rettungsdienste einrichten. Es sind Rettungszweckverbände zu bilden. Ihnen obliegt der Abschluß öffentlich-rechtlicher Vereinbarungen mit den Hilfsorganisationen (Rotes Kreuz, Bergwacht, Wasserwacht, Malteser-Hilfsdienst, Johanniter-Unfallhilfe, Arbeiter-Samariterbund, Deutsche Lebensrettungsgesellschaft).

Außerhalb der Ballungsgebiete wird jedoch auch der Unfallrettungsdienst von den eingeteilten niedergelassenen Kassenärzten im Rahmen des Bereitschaftsdienstes mit versehen.

Teilnahmezwang

Alle niedergelassenen Ärzte und Fachärzte sind aufgrund der durch die Landesärztekammern erlassenen Berufsordnungen *verpflichtet,* an Bereitschaftsdiensten (= Notdiensten) teilzunehmen [6]. Vom 73. Deutschen Ärztetag (1970) wurde eine Muster-Berufsordnung (BO) den Landesärztekammern zur Einführung empfohlen, deren § 15 lautet:

„1. Der niedergelassene Arzt ist verpflichtet, am Notfalldienst teilzunehmen, sofern nicht wichtige Gründe der Beteiligung entgegenstehen.

2. Die Einrichtung eines Notfalldienstes entbindet den *behandelnden* Arzt nicht von seiner Verpflichtung, für die Betreuung seiner Patienten in dem Umfange Sorge zu tragen, wie es der Krankheitszustand erfordert."

Zusätzlich sind die Kassenärzte durch Satzungsbestimmungen ihrer Kassenärztlichen Vereinigungen, die wiederum auf dem Kassenarztgesetz (§ 368 RVO) basieren, zur Teilnahme am Notfalldienst verpflichtet.

Befreiungen vom Bereitschaftsdienst

Über Befreiungen vom Notfalldienst entscheidet der Geschäftsausschuß derjenigen Organisation, die den Notfalldienst einteilt [2, 5]. Der Arzt, der einen Antrag auf Befreiung stellt, muß einen begründeten schriftlichen Bescheid erhalten und im Falle einer Ablehnung eine Rechtsmittelbelehrung. Befreiungen werden nur selten ausgesprochen, auch nicht bei Fachärzten. Man beruft sich in den Entscheidungen in der Regel auf das Prinzip der gerechten Lastenverteilung [2, 6].

Befreiungen sind möglich,

wenn „objektiv" Unfähigkeit für den Notdienst vorliegt,
bei Ärzten mit Wehrdienstbeschädigungen,
bei Ärztinnen in Abhängigkeit von der Größe der Praxis und dem Alter der Kinder [3, 5].

Kolleginnen über 60 Jahre und Kollegen über 65 Jahre werden im allgemeinen nicht mehr zu Notfalldiensten herangezogen, können aber freiwillig daran teilnehmen.

Bereitschaftsdienstzeiten

Die häufigsten Bereitschaftsdienstzeiten sind

Freitag, 20.00 Uhr bis Montag, 08.00 Uhr und
Mittwoch, 12.00 Uhr bis Donnerstag, 08.00 Uhr.

Diese Regelungen genügen in ländlichen Bezirken und Kleinstädten, in der Anonymität der Großstädte jedoch nicht. Hier muß ein ärztlicher Notdienst zusätzlich auf alle Nächte während einer Woche ausgedehnt werden.

Aus einer Analyse der KV Niedersachsen ist die prozentuale Verteilung der unterschiedlichen Notdienstregelungen zu ersehen [1]:

Form der Notdienstregelungen	Anteil der Arztsitze
1. Nur an Wochenenden	43%
2. an Wochenenden und Mittwochnachmittagen	20%
3. zusätzlich während aller Wochennächte	21%
4. Einzelarztsitze mit gelegentlichen Vertretungen	16%

Bei etwa 15% der Arztsitze bestanden die Regelungen auf gegenseitiger kollegialer Absprache.

Organisationsformen

Ebenso unterschiedlich wie die zeitlichen Einteilungen für die Bereitschaftsdienste sind die *Organisationsformen*. Dies hängt damit zusammen, daß die Bereitschaftsdienste den regionalen Gegebenheiten angepaßt sein müssen. Je dichter eine Bevölkerung wohnt, um so mehr technischen Aufwand erfordern diese Dienste.

Beispiele für Organisationsformen:

Kassenarztsitze (drei oder mehr) können zu *Notdienstbezirken* zusammengeschlossen werden, einer der Ärzte ist während der sprechstundenfreien Zeiten erreichbar.

Für dichter bewohnte Regionen können *Zentralen* des ärztlichen Notdienstes eingerichtet werden, bei denen alle ärztlichen Notrufe einlaufen (sofern der Hausarzt nicht erreicht werden kann). Die „Zentralen" können während der Dienstzeiten auch mit Ärzten besetzt sein, die telefonisch einen Rat geben können, wenn es sich um „Bagatellerkrankungen" handelt oder wenn nur ein ärztlicher Rat erbeten wird; sie können auch die Dringlichkeit der Hausbesuche zeitlich festlegen. Ärztliche Praxen können für ambulante (gehfähige) Patienten aufnahmebereit sein, es kann auch auf ambulante Behandlung in den dafür geeigneten Notdienstzentralen verwiesen werden. Die „Zentralen" können mit Funkverbindungen zu den diensthabenden Ärzten ausgerüstet werden, der diensthabende Arzt ist über ein transportables Funksprechgerät ständig zu erreichen.

Für die Notdienste kann ein *Funk-Taxi-Dienst* eingerichtet werden, die technisch aufwendigste Form der Notdienste. Der Arzt führt die Besuche nicht mit seinem eigenen Wagen durch, sondern mit einem eigens dafür zur Verfügung stehenden Funktaxi; die Ausrüstung der Ärzte mit einem Funksprechgerät entfällt dann [7].

Die „Zentralen" für die ärztlichen Notdienste in Ballungsgebieten haben über besondere Meldesysteme meist auch einen Überblick über die freien Bettenkapazitäten der Krankenhäuser, sie können den diensthabenden Ärzten angeben, in welche Krankenhäuser Patienten stationär – als Notfälle – eingewiesen werden können.

Bestimmungen und Empfehlungen

Die zum Notdienst eingeteilten Ärzte benutzen ihre eigene Ausrüstung. Vorschriften für eine solche Ausrüstung gibt es nicht, jedoch eine Reihe von Empfehlungen.

Der Arzt, der Notdienst hat, muß unter der von ihm geführten Anschrift oder Rufnummer erreichbar sein. Sofern Praxis und Wohnung getrennt sind, darf dadurch die Rufbereitschaft nicht beeinträchtigt sein. Anforderungen müssen auch entgegengenommen werden können, wenn der Arzt gerade einen anderen Notfall versorgt.

Der zum Notdienst eingeteilte Arzt soll sich auf notwendige Anordnungen beschränken, die Weiterbehandlung erfolgt grundsätzlich durch den Hausarzt, der vom Notdienstarzt am folgenden Tag bis spätestens 10 Uhr eine Benachrichtigung erhalten sollte.

Wenn Nichtkassenärzte, z. B. Assistenzärzte, die Notfallbehandlung durchführen, kann durch sie keine Arbeitsunfähigkeits-Bescheinigung erfolgen. Der Patient muß von diesen Ärzten aufgefordert werden, sich nachträglich vom Hausarzt eine Arbeitsunfähigkeits-Bescheinigung ausstellen zu lassen. In manchen Regionen ist hierfür ein Vordruck eingeführt worden (Abb. 8).

Die Notdienste haben im Straßenverkehr einige Erleichterungen:

1. Ausnahme vom Parkverbot, jedoch nicht in allen westdeutschen Ländern. In Niedersachsen z. B. dürfen Ärzte bei dienstlichen Einsätzen ihre Fahrzeuge auch in Parkverbotzonen aufstellen. Die Sonderparkgenehmigung wird auf Antrag ausgestellt und gilt drei Jahre [8].
2. Führung des Dachaufsatzes „Arzt im Dienst", der jedoch keine Vorrechte im Sinne des Straßenverkehrsrechtes gibt. Er ist lediglich eine Bitte, die Dringlichkeit zu respektieren.

Leistungsumfang

In welchem Umfang Allgemeinärzte und niedergelassene Fachärzte an Notfall-Leistungen beteiligt waren, geht aus einer Aufstellung über rund 24 000 ärztliche Notfall-Leistungen aus dem Bereich Nordwürttemberg hervor (Abb. 9). Der Leistungsumfang der einzelnen Fachgruppen verhält sich annähernd gleich, wie die Zahlen der für das betreffende Fach zugelassenen Ärzte.

Parallele ärztliche Leistungen

Neben den durch Notdienste betreuten Patienten versorgt parallel ein großer Teil der niedergelassenen Ärzte – auch an Wochenenden und Feiertagen – die eigenen

Patienten bei Notfällen. Im Stadtbezirk Köln haben beispielsweise im gleichen Zeitraum, in dem die „Zentrale", also der organisierte Bereitschaftsdienst 2600 Notdienstleistungen vermittelte, die niedergelassenen Ärzte (überwiegend Allgemeinärzte) 16000 Nacht- oder Feiertagsbesuche ausgeführt, also einen sechsmal größeren Leistungsumfang erbracht. Ähnliche Relationszahlen sind von Muschallik für den Landesteil Nordrhein angegeben worden (Tabelle 3).

Tabelle 3. Zahl der dringlichen Leistungen (dringliche Beratung oder dringlicher Besuch) an Wochenenden, Mittwochnachmittagen und während Wochennächten im Landesteil Nordrhein (9,2 Mill. Einwohner) während des Jahres 1970, aufgeschlüsselt nach den Gruppen, die diese Leistungen durchführten [4]

Die dringlichen Leistungen wurden ausgeführt durch	Zahl der dringlichen Beratungen	Zahl der dringlichen Hausbesuche	Zahl der dringlichen Beratungen in stationären Einrichtungen
niedergelassene Ärzte	542 506	1 001 224	0
Arztrufzentralen	0	260 000	0
Krankenhäuser	0	0	88 000

Literatur

1. Analyse 72. Privatdruck der Kassenärztlichen Vereinigung Niedersachsens 1972
2. Kallfelz, W.: Sammlung von Entscheidungen der ärztlichen Berufsgerichte. Köln: Deutscher Ärzteverlag 1970
3. Lettnin, G.: Rechtsprechung zum ärztlichen Notfalldienst. D. Kassenarzt *14*, 45 (1974)
4. Muschallik, H. W.: Thesen und Tatsachen. Dtsch. Ärztebl. *70*, 1379 (1973)
5. Narr, H.: Ärztliches Berufsrecht. Stuttgart: Enke 1973
6. Sine nomine: Bestandsaufnahme des organisierten Notfallbereitschaftsdienstes der niedergelassenen Ärzte. Dtsch. Ärztebl. *19*, 968 (1967)
7. Voigt, K.: Der Notfalldienst in Berlin. D. niedergel. Arzt *22*, 31 (1973)
8. Für Ärzte kein Parkverbot. D. Kassenarzt *14*, 496 (1974)

> Sehr verehrte Frau Kollegin!
>
> Sehr geehrter Herr Kollege!
>
> Im Notdienst der KVB-Bezirksstelle ▉▉▉▉▉
>
> am ...., um .... Uhr
>
> behandelte ich Ihren Patienten
>
> ....
>
> Gegen die Fortsetzung der Arbeit bestehen Bedenken:
>
> ja / nein
>
> (Nichtzutreffendes bitte streichen)
>
> Patient ist angewiesen, Ihnen dieses Schreiben unverzüglich zu übermitteln.
>
> Mit kollegialem Gruß
>
> (Arztstempel)

Abb. 8. Informationszettel des Notdienstarztes für den Hausarzt

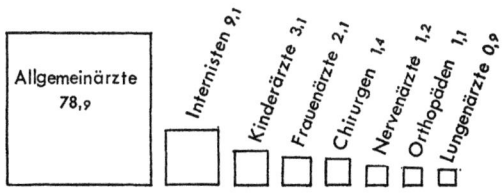

Abb. 9. Prozentualer Anteil von Notdienstleistungen im IV. Quartal 1963 in Nordwürttemberg, gegliedert nach Fachgruppen (bei Hautärzten, HNO-Ärzten und Urologen lag der Anteil unter 1%)

Paul Brandlmeier

Erhebungen über Notdienstfälle

Um Einblick zu erhalten in den Umfang der Inanspruchnahme durch Notdienstfälle, wurden Zahlen aus zwei Erhebungen ausgewählt.

Auszählungen aus einem KV-Bezirk [2]

Die Hinweise und Zahlenangaben betreffen die Region der Kassenärztlichen Vereinigung Nordwürttemberg.

Allgemeine Angaben

a) Einwohnerzahl: 3,5 Millionen.
b) Zeitraum der Erhebung: IV. Quartal 1969 mit allen Sonn- und Feiertags-Notdiensten dieses Quartals, insgesamt 85 Wochenendtage und Wochenendnächte.
c) Zahl der Notdienstfälle: 28 200.

Spezielle Angaben

Die von den Notdienstärzten registrierten Diagnosen waren:

Grippe, Virusinfektionen, Pneumonien	10 075 Fälle
Unfälle	2 044 Fälle
Herz- und Kreislauferkrankungen	
(darunter 617 Apoplexien und 130 Koronarinfarkte)	1 130 Fälle
Magen-Darm-Erkrankungen	1 500 Fälle
Fälle aus der Pädiatrie	1 250 Fälle
nichtgrippale Erkrankungen der Lunge	600 Fälle
Fälle aus der Geburtshilfe und Gynäkologie	270 Fälle
Fälle aus der Psychiatrie	250 Fälle
Fälle aus der Dermatologie (überwiegend Urtikaria)	210 Fälle
Fälle aus der Dermatologie	
(überwiegend Urtikaria)	210 Fälle
Fälle aus der Augenheilkunde	
(Entzündungen oder Verletzungen)	140 Fälle
Krebserkrankungen mit Komplikationen	130 Fälle
Alkohol- oder Medikamentenmißbrauch	125 Fälle
Tetanien	70 Fälle
Komata verschiedener Ätiologie	9 Fälle

Auszählungen aus einer Großstadtregion

Allgemeine Angaben

a) Einwohnerzahl: 1,3 Millionen.
b) Zeitraum der Erhebung: IV. Quartal 1970 mit allen Nächten von Montag auf Dienstag und von Dienstag auf Mittwoch, insgesamt 22 Wochennächte [1].
c) Zahl der Notdienstfälle: 635.

Spezielle Angaben

Der ärztliche Notdienst – organisiert für den Fall, daß der Hausarzt nicht erreicht werden kann – wurde am stärksten in Anspruch genommen in den Stunden vor Mitternacht und *das Maximum lag in den frühen Abendstunden zwischen 20 und 22 Uhr* (Abb. 10).

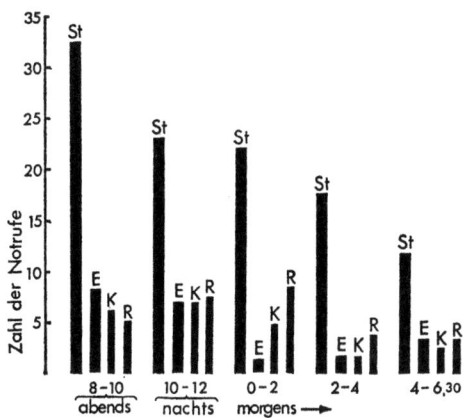

Abb. 10. Zeitpunkt der Beanspruchung der Notdienste im Stadtbereich München, gegliedert nach 5 Zeitgruppen und aufgeschlüsselt nach Stammversicherten (St), Ehefrauen (E), Kindern (K) und Rentnern (R)

Der Notdienst wurde in Anspruch genommen

   vor Mitternacht:

      an erster Stelle durch Männer zwischen 30 und 39 Jahren,
      an zweiter Stelle durch Frauen über 70 Jahre;

   nach Mitternacht:

      an erster Stelle durch Frauen über 70 Jahre,
      an zweiter Stelle durch Männer zwischen 40 und 49 Jahren.

Die Angehörigen der Ersatzkassen haben den Notdienst, wenn man von der Zahl der Stammversicherten ausgeht, stärker in Anspruch genommen als die Angehörigen der RVO-Kassen; die Frauen um ein Fünftel häufiger, die Männer dreimal häufiger.

Alle Nachtbesuche und dringenden Besuche bei Tage durch den organisierten Notdienst erfolgten *neben* den dringlichen Leistungen durch die *Hausärzte selbst, die Zahl dieser Leistungen war wesentlich größer als die Zahl der Leistungen durch den organisierten Notdienst* (siehe S. 30).

Eine spätere Auszählung der Notdienste an Wochenenden ergab etwa doppelt bis dreimal so hohe Zahlen an Notdienstfällen wie während der Wochennächte. An Wochenenden häufen sich die Fälle von Alkohol- und Barbituratmißbrauch.

Die 21 häufigsten der von den Notdienstärzten registrierten Erkrankungsfälle zeigt die Abb. 11.

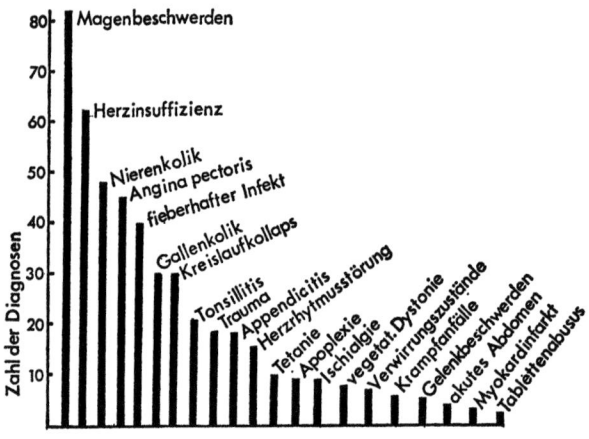

Abb. 11. Absolute Zahlen für die 21 häufigsten Diagnosen, die von Notdienstärzten im Stadtbereich München in den analysierten Wochennächten im IV. Quartal 1970 gestellt wurden

Die Bezeichnungen „Gastritis", „Gastralgie", „Magenbeschwerden", „Magenspasmen", „Verdacht auf Magenulkus" und „Meteorismus" wurden wegen ihrer „Unschärfe" in diagnostischer Hinsicht zusammengenommen unter der Bezeichnung „Magenbeschwerden".

Es lagen der Häufigkeit nach an der Spitze

bei den 20- bis 50jährigen	Magenbeschwerden,
bei den 50- bis 60jährigen	Nierenkolik,
bei den über 60jährigen	Herzinsuffizienz.

Literatur

1. Emmel, K.: Analyse von Fällen des ärztlichen Notdienstes im Stadtbereich München aus dem IV. Quartal 1970. Dissertation, München 1974
2. Häussler, S.: Notfälle, Diagnostik, Therapie. Stuttgart: Gentner 1972
3. Reinholz, Th.; Analyse von Fällen des ärztlichen Notdienstes an Wochenenden im Stadtbereich München. Dissertation, München 1974

Inga Korfmacher

Notfallsituation und Notfallmedikation

Die Aufgaben der ärztlichen Notfallversorgung in der außerklinischen Praxis sind:
1. Lebenserhaltung,
2. Beruhigung und Schmerzlinderung,
3. Verhinderung von Komplikationen.

Diese *Erstversorgung* hängt von der Art und Weise ab, wie der Arzt seine Patienten untersucht, beeinflußt und mit ersten Medikamentengaben zu betreuen versteht. Man kann dies unter dem Begriff *Dringliche Medizin in der ambulanten ärztlichen Praxis* zusammenfassen.

Die in der folgenden Aufstellung angegebenen Medikamente gehören in die Besuchstasche des Arztes, weil sie für den Notdienst wichtig sind. Es geht also nur um die Medikamente, die beim ersten dringend verlangten Besuch gebraucht werden; der Unfalldienst bleibt unberücksichtigt.

Der Verständlichkeit halber werden die Präparate mit dem Handelsnamen genannt, äquivalente Präparate anderer Firmen können selbstverständlich ebenso verwendet werden. Die Dosisangaben sind so gewählt, daß sie mit dem Ampullen-Aufdruck gut vergleichbar sind.

Herzinfarkt

Die Verdachtsdiagnose „Herzinfarkt" muß am häuslichen Krankenbett gestellt werden, meist
ohne EKG und
ohne Laborwerte.

Die Diagnose wird wahrscheinlich durch Anamnese, Gesamteindruck und Blutdruckmessung. (Bei jüngeren Menschen ist in 70% der Fälle die Anamnese „leer".) Erste Maßnahme ist die Schmerzbekämpfung:

- Novalgin 2 ml i.v., evtl.
- Dilaudid-Atropin (stark) s.c.
- Dilaudid-Atropin (stark) sollte weder intravenös (möglicher Blutdruckabfall) noch intramuskulär (nachfolgende Therapie) verabreicht werden.

Bei starkem Schmerz mit Vernichtungsgefühl und Todesangst ist die Gabe von Morphium oder Morphinderivaten eine wichtige prophylaktische Maßnahme gegen den Schock.

Bei zwei Drittel der Infarktfälle wird beim ersten Hausbesuch noch eine Bradycardie gefunden. Rhythmusstörungen treten nicht selten erst Stunden bis Tage später auf.

Bei starker *Bradycardie* gibt man

- Atropin 0,25–0,5 mg langsam i.v., evtl. Wiederholung.
- vor Atropingabe nach Glaukom fragen!

Besteht eine *bedrohliche Tachycardie,* oder treten Extrasystolen bei normalem oder raschem Grundrhythmus auf:

- Xylocain 2% 2,5–5 ml langsam i.v.,

gegebenenfalls Wiederholung alle 20 Minuten oder Anlegen einer Infusion mit Xylocain für den Transport (Infusionsgeschwindigkeit 0,5–2 mg/Min.).

Akuter Herzstillstand

- Äußere Herzmassage! Abwechselnd mit Atemspende!
  (darf durch eine intracardiale Injektion nicht verzögert werden)
- Alupent 0,5 mg intracardial.

Die intracardiale Injektion gelingt nur mit einer 8 bis 10 cm langen Kanüle. Die Injektion erfolgt im 4. ICR, parasternal links.

Angina-pectoris-Anfall

Differentialdiagnostisch (und therapeutisch):

    Nitrolingual-Kapsel.

Es dürften in der Regel mehr als 15 Min. vergehen, bis der Arzt beim Kranken eintrifft. Dann ist der Angina-pectoris-Anfall meistens vorbei. Bestehen noch anginöse Beschwerden, so liegt keine Angina pectoris vor. Es ist zu entscheiden, ob es sich um nervöse bzw. vertebragene Beschwerden handelt, oder ob der dringende Verdacht auf einen

- status anginosus (Präinfarkt-Angina) oder einen
- Infarkt

besteht. Im letzteren Fall muß wie bei einem bewiesenen Infarkt gehandelt werden.

Hypertone Krise

- Isoptin 2 Ampullen (10 mg) i.v.
- Lasix 2 Ampullen 40 mg i.v.

Auch bei Erfolg sofortige Einweisung!

Dekompensierte Rechtsherzinsuffizienz

- Anamnese: nach Glykosid-Einnahme fragen!
- Lagerung mit erhöhtem Oberkörper.

Bei leerer Glykosid-Anamnese:

- Strophanthin ¼ mg langsam i.v.,
- Lasix 20 mg i.v.,
- evtl. Psyquil 20 mg i.m.!
- Bei Bradycardie Herzblock ausschließen!

Lungenödem

Erste Maßnahmen sind:

- den Patienten sofort behutsam aufsetzen (Lehnstuhl), die Beine sollen herunterhängen.
- Morphium hydrochlor. 0,02 g + Atropin. sulf. 0,0005 g s.c.,
- oder Dolantin S 100 mg i.v.,
- oder Psyquil 10 mg i.v.,
- Strophanthin ¼ mg langsam i.v., evtl. Wiederholung nach 30 Min.,
- Lasix 2 Ampullen (40 mg) i.v.,
- evtl. Solu-Decortin 50 mg i.v.,
- unblutiger Aderlaß mit Staubinden.
- O_2-Gabe,

Lungenembolie

Hinweise sind Thrombosen in den Beinvenen, vorausgegangene Operationen und Unfälle, Bettlägerigkeit.

Sedieren mit intravenös anwendbaren Mitteln wie

- Dolantin 100 mg i.v.,
- keine i.m.-Injektionen wegen nachfolgender Therapie! (Antikoagulantien, Fibrinolytica)

Pneumothorax

- Patienten ruhig, evtl. halbsitzend lagern, sedieren, einweisen!

Sorgfältige Beobachtung notwendig. Gelegentlich kommt es zum *Spannungs-Pneumothorax* (zunehmende Dyspnoe, Tachycardie, Kollaps, später Schock). Die Diagnose muß schnell gestellt werden. Die einzig rettende Maßnahme ist

- Einstechen einer dicken Kanüle im 2. oder 3. ICR in der Mamillarlinie. Als Behelfsventil einen Fingerling mit abgeschnittener Kuppe über die Nadel stülpen, festbinden.

Plötzliche Atemnot

Bei Kindern, Jugendlichen und bisher gesunden Erwachsenen: in erster Linie muß an eine Aspiration in die Trachea gedacht werden. Hinweiszeichen dafür müssen schnell erfaßt werden:

- plötzliches Auftreten von Atemnot während des Essens oder nach Erbrechen,
- röchelnde oder stöhnende Atmung,
- Husten, Cyanose,
- einseitige Atembewegung des Thorax.

Handelt es sich um Kinder, so erfährt man oft nur, daß sie plötzlich blau geworden seien. Maßnahmen:

- Hängelage und auf den Rücken klopfen.
- Bei Bettlägerigen Bauchlage, Oberkörper über die Bettkante nach unten.
- Mundinspektion, gegebenenfalls ausräumen oder absaugen.
- Bei Atemstillstand – Beatmung, schnellster Transport in die Klinik! – Wenn ein Sanitätswagen nicht rasch zur Verfügung steht, Transport mit dem Wagen des Arztes. Während des Transports Fortsetzung der Beatmung!
- Telefonische Verständigung der Klinik durch Angehörige oder Nachbarn veranlassen!

Glottisödem

- Solu-Decortin 100 mg i.v.,
- Calcium 10% 10 ml langsam i.v., evtl. wiederholen!
- Aludrin-Dosieraerosol,
- Tracheotomie vorbereiten. Dicke, kurze Flügelkanüle einstechen!

Bluterbrechen

Erbrechen von größeren Mengen Blut wirkt auf die Umgebung meist nicht so dramatisch, wie man das vermuten könnte. Das Erbrochene sieht meistens kaffeesatzartig aus, so daß es vom Laien oft nicht als Blut erkannt wird. Erst der ängstliche Gesichtsausdruck des Patienten, Blässe, „Schwarzwerden vor den Augen" und schneller werdender Puls lassen die Familienangehörigen zum Telefon eilen und den Arzt um sofortigen Besuch bitten.

Erste Anordnung, noch am Telefon:

Bitte heben Sie das Erbrochene auf!
Lassen Sie den Patienten strikte im Bett!
Geben Sie ihm nichts zu essen und trinken!

Wenn große Mengen erbrochen wurden und der Patient als blaß, von kaltem Schweiß bedeckt und unruhig geschildert wird, kann man bereits am Telefon anordnen, einen Stuhl an das Bettende zu stellen und die Beine darauf hochzulagern (Autotransfusion bei drohendem Schock). Zahnprothesen entfernen lassen!

Bei der Erhebung der Vorgeschichte sollte man auf folgende Fragen achten:

- Liegt eine Geschwürs-Anamnese vor?
- Werden Antikoagulantien eingenommen?
- Werden Medikamente eingenommen (Corticosteroide, Phenylbutazone, Salizylate, Reserpin)?
- Liegt eine Lebererkrankung vor?
- Gab es psychische Belastungen in der Familie oder am Arbeitsplatz?

Wenn Kinder Blut erbrechen, nach vorausgegangenem Nasenbluten fragen (verschlucktes Blut wird erbrochen).

Therapie:

- Sedieren mit Luminal 0,2 i.m., besser langsam i.v.
- Bei Brechreiz zusätzlich Torecan 1 ml i.m.
  oder Haloperidol 2,5 mg (½ Ampulle) langsam i.v.
- Kein Morphium oder eines seiner Abkömmlinge geben!

Bei Verdacht auf Antikoagulantienüberdosierung (Überwachungskarte zeigen lassen!):

- Konakion 1 Ampulle i.m. (nicht i.v.!).

Bei Schock:

- Beine hochlagern, Neoplasmagel- oder Macrodex-Infusion anlegen, ins Krankenhaus transportieren (innere Abteilung!), Krankenhaus vororientieren!

Wenn kein Schock vorliegt, was die Regel ist, kann die meist nötige Krankenhauseinweisung mit Ruhe vorbereitet werden. Jedenfalls Nahrungskarenz wegen der evtl. notwendigen Gastroskopie anordnen! Die Anwendung von Hämostyptica, für die ein breites Angebot vorliegt, ist meist wertlos.

Darmkoliken

Kolikartige Leibschmerzen sind in der ärztlichen Praxis sehr häufig; in den ärztlichen Notdiensten großer Städte stehen sie zahlenmäßig an der Spitze.

Bei Koliken wird symptomatisch gegeben bzw. angeordnet:

- Baralgin 5 ml langsam i.v.,
- Nahrungskarenz für die nächsten 6 Stunden,
- Wärmflasche auf den Leib.

Meist kommt es nach Baralgin prompt zu einer Schmerzlinderung. Wenn kein Erfolg erzielt wurde – Diagnose revidieren!

– Keine Opiate geben!

Gallensteinkoliken

- Baralgin 5 ml langsam i.v.

Es kommt meist zu einer prompten Schmerzlinderung. In Ausnahmefällen kann gegeben werden:

- Dolantin 50 mg + Atropin. sulf. 0,0005 mg langsam i.v.,
– Morphium ist kontraindiziert (Krampf des Sphincter Oddi)!

Bei leichten Koliken kann Nitrolingual schon Erfolg haben.

Nierensteinkoliken

Sie zählen zu den häufigsten Anlässen, den Arzt um sofortigen Hausbesuch zu bitten. Die Diagnose wird kaum verfehlt, weil

der Schmerz jäh begonnen hat und oft in Blase, Genitale
oder Oberschenkel ausstrahlt;
die Bauchdecken weich sind;
Erbrechen oder Übelkeit besteht.

- Baralgin 1 Ampulle langsam i.v.,
- Dilaudid-Atropin stark 1 Ampulle i.m.

Anschließend viel Flüssigkeit trinken lassen!
Urin sieben lassen, um den Stein zu gewinnen.

Akute Pancreatitis

Der Schmerz, am stärksten in der Mitte des Oberbauchs, ist nicht kolikartig, sondern permanent, „überwältigend" und strahlt oft nach links aus. Fast immer ist er von heftigem Erbrechen begleitet.

- Novalgin 5 ml; wenn ohne Erfolg
- Dolantin 100 mg + Atropin. sulf. 0,0005 mg langsam i.v.,
- Schockbekämpfung,
- Nahrungskarenz,
- Einweisung in die innere Abteilung eines Krankenhauses.

Akutes Abdomen

Findet man ein „akutes Abdomen" vor, so muß zunächst ein *Trauma* ausgeschlossen werden. Traumatische Ursachen werden nicht immer spontan angegeben!

Allgemeine Überlegungen:

Perforationen zeigen in der Regel eine so dramatische Symptomatik, daß sie kaum verkannt werden (Ausnahmen bestätigen die Regel!).

Verschlüsse von Hohlorganen kommen oft wie der „Blitz aus heiterem Himmel". Aus dem plötzlichen Auftreten und der Schmerzlokalisation wird fast immer die Diagnose gestellt.

Entzündungen bieten die größten diagnostischen Schwierigkeiten; glücklicherweise sind sie meist nicht unmittelbar lebensgefährlich.

Untersuchung am Krankenbett:

- Wie ist der Allgemeineindruck?
- Wie liegt der Patient im Bett?
- Hört man noch Darmgeräusche?
- Schmerzen?
  Wo? Wohin ausstrahlend? Wie? Seit wann, wie oft?
  Welche Ursache glaubt der Patient dafür verantwortlich machen zu können?
- Erbrechen?
  Wann? Wie oft? Wie sieht das Erbrochene aus?
- Rectale Untersuchung!
- Temperaturmessung!

Therapie:

- Novalgin 1–2 Ampullen i.v.
- Kein Morphium oder seine Abkömmlinge geben!
- Macrodex bei manifestem oder drohendem Schock.
- Keine Kreislaufmittel geben (sie fördern die Zentralisation des Kreislaufs und damit den Schock)!
- Keine Corticosteroide geben!
- Patienten für den Transport warm einpacken. Der Beifahrer des Krankenwagens muß beim Kranken mitfahren und die Anweisung erhalten, den Patienten sofort in stabile Seitenlage bringen, wenn Brechreiz oder Erbrechen auftritt.

Flüchtige Bewußtlosigkeit

Häufig bei

- orthostatischem Kollaps,
- Hypotonie.

Flache Lagerung bringt schnelle Erholung, medikamentöse Behandlung ist meist überflüssig. Bei niedrigem Blutdruck kann

- Depot-Novadral 1 ml i.m.

gegeben werden.

Jede flüchtige Bewußtlosigkeit eines älteren Menschen erfordert gründliche Nachuntersuchung (cerebrale Durchblutungsstörung)!

Bewußtlosigkeit nach Unfall

Inspektion der Mundhöhle, evtl. manuelle Ausräumung!
Auf Atmung und Kreislauf achten!
Rascher Transport!

Apoplexie

Dringlichste Entscheidung: liegt ein *Arterienverschluß* vor?

- ▶ Anamnese! Carotisauskultation!

Bei dringendem Verdacht auf Gefäßverschluß:

- ▶ Einweisung in neurochirurgische oder gefäßchirurgische Abteilung!

In allen anderen Fällen:

- ■ Euphyllin 0,48 g i.v.

Gelegentlich beobachtet man schlagartige Wirkung.

Bei Herzinsuffizienz:

- ■ Strophanthin $^1/_8$–$^1/_4$ mg langsam i.v.; siehe dort!

Bei Hypertonie:

- ■ Isoptin 5–10 mg i.v.; siehe dort!

Bei Verdacht auf Hirnödem:

- ■ Lasix 40 mg i.v. (2 Ampullen)

Bewußtlosigkeit bei Diabetes

Diese Form der Bewußtlosigkeit ist schnell zu eruieren, wenn man

- ▶ die Angehörigen fragt, welche Medikamente der Patient einnimmt,
- ▶ mit einem Stix den Blutzuckergehalt semiquantitativ bestimmt.

Die Hypoglykämie ist in der ambulanten ärztlichen Tätigkeit wesentlich häufiger als das Coma diabeticum.

Bei hypoglykämischem Coma:

- ■ 40%ige Glukose, mindestens 20–40 ml langsam i.v.
  Bei Patienten, die moderne orale Antidiabetika nehmen, kann die Hypoglykämie rasch rezidivieren. Cave!

Bei diabetischem Coma:

- 50 E Alt-Insulin i.v. und 50 E s.c.
  Dringende Klinikeinweisung!

Andere Formen der Bewußtlosigkeit

Ein Coma hepaticum wird man in der ärztlichen Praxis kaum überraschend sehen. Dasselbe gilt für Coma urämicum, basedowicum und das Addison-Coma. Es handelt sich dabei um Endstadien lange bekannter Krankheiten, die praktisch nur die Klinik kennt.

Akuter Gefäßverschluß

- Tieflagerung und Kühlhalten der betroffenen Extremität!
- Schmerzbekämpfung mit Dolantin 100 mg i.v.
  Einweisung in angiologische Abteilung! (Embolektomie? Fibrinolyse?)
- Keine Therapie mit Antikoagulantien oder Fibrinolytica einleiten, da sonst nachfolgende Diagnostik und Therapie erschwert wird.

Tetanischer Anfall = Hyperventilationssyndrom

- Calcium gluconic. 10% 10 ml langsam i.v., oder
- Psyquil 10 mg i.v.
- Vor Calciumgabe nach Digitaliseinnahme fragen!

Lumbago

- Novalgin 5 ml i.v.

Katheterisierung

- Baralgin 5 ml i.v.

zur Lösung von Spasmen. Man wartet 5 Min., dann preßt man aus der mitgeführten sterilen Einmalpackung

- Instillagel in die Harnröhre,

wartet erneut einige Minuten und kann jetzt ohne Schwierigkeiten katheterisieren.

Genitalblutungen bei Frauen

Es kommen vier Ursachen in Frage:

- Funktionelle Blutungen,
- Fehlgeburt,
- Carcinomblutung,
- Verletzung.

Abortus imminens;

- Gravibinon 1 Cytole i.m.,
- Sedierung, Bettruhe!

Wenn Kleinkinder zu versorgen sind:
Für Haushaltshilfe sorgen!

In allen anderen Fällen:

- Methergin 1 ml i.m.,
- evtl. Tamponade, Klinikeinweisung!

Unstillbares Erbrechen

- Psyquil 5 mg i.v. oder
- Megaphen 2 ml (50 mg) langsam i.v.,
- darf nicht bei Alkohol- oder Barbituratintoxikation gegeben werden!

Glaukom

- Gtt. Pilocarpin (2%) einträufeln!
- Diamox 500 mg i.v.
  Prüfen, welche Arzneimittel eingenommen werden,
- kontraindizierte Medikamente sofort absetzen!

Verblitzen (UV-Lichtschädigung)

Das „Verblitzen" tritt häufig nach unsachgemäßem Verhalten beim Schweißen und nach Skifahrten im Hochgebirge im Frühjahr auf. Die Beschwerden setzen erst 5–7 Stunden später ein und sind sehr heftig. Am liegenden Patienten träufelt man auf die hochrote Cornea

- Chibro-Bora-Tropfen

oder ein gleichwertiges Schleimhautanästheticum auf.

Nasenbluten (unstillbares)

- Tampon mit 5–10 Tropfen Suprarenin tränken.

Kommt es nicht zur Blutstillung, dann mit einem in die Nase eingeführten Gummifingerling durch Aufblasen eine mechanische Tamponade erzeugen!

Starke Erregungszustände

Weder Valium noch Luminal sind ein genügendes Notfallmedikament für die Erregungszustände Psychotischer. Körperlich Gesunde, psychotisch Kranke in starker Erregung wird man damit nicht beruhigen können, Luminal in erlaubten Dosen wirkt ungenügend und verspätet. Valium wirkt in diesen Fällen nur in bedenklichen Dosen und viel zu kurz (Bleuler).

Es bewährt sich immer noch Scopolamin, gemischt mit Morphium.

- Scophedal 1 ml langsam i.v., aber auch i.m. oder s.c.
- Haloperidol 1 ml i.m.,

Nur körperlich Gesunden geben!

Kontraindikationen sind:

- Delirium tremens,
- Hohes Alter,
- Leberkrankheiten.

Schwere Schmerzzustände ohne klare Diagnose

- Nie Morphium oder andere schwere Analgetica!
- Novalgin 5 ml langsam i.v.,
- Luminal 0,2 s.c., evtl. potenzierbar durch Kombination mit Atosil.

Brechmittel

Am Telefon kann schon angeordnet werden, durch Gaumen-Rachen-Reiz oder Trinken von Salzwasser (1 Teelöffel auf 1 Glas warmes Wasser) Erbrechen auszulösen.

- Apomorphin 0,01 g s.c.

Kontraindikationen für Apomorphin:

- eingeschränktes Bewußtsein,
- Säuglings- und Kleinkindalter,
- Schock oder Kollapszustand.

Für Kinder:

- Rp. Ipecacuanha-Extr. 7,0   davon 15 ml (Kinder über 12 Monate),
  Glycerin 10,0   150–200 ml Tee oder Wasser
  Zuckersirup ad 100,0   nachtrinken lassen!

Exogene Vergiftungen

- Apomorphin 0,01 g s.c.
  Gift sicherstellen!
  Giftzentrale anrufen! Nummer der Giftzentrale in Besuchstasche einkleben!
- Seitenlagerung, Beobachtung!
  Klinikeinweisung!

Nur bei sicheren Barbituratvergiftungen:

- Eukraton 50 mg sehr langsam i.v.

Alkoholintoxikation

Es ist zu unterscheiden, ob

1. euphorisches Stadium,
2. Excitationsstadium,
3. narkotisches Stadium   vorliegt.

Therapie:

bei 1. und 2.   ■ Luminal 0,2 g i.m. oder
               ■ Psyquil 5 mg i.v.
bei 2.   ■ Apomorphin 0,01 g i.m. + Novadral 0,01 i.m.
               ■ Seitenlagerung und ständige Beobachtung!
bei 3.   ■ Atemhilfe! Klinikeinweisung!
               Auf Hypoglykämie achten!
               Auf Schädelverletzung achten!
               – Kein Morphium oder seine Abkömmlinge geben!
               – Kein Distraneurin (Summationseffekt) geben!

Literatur

Häussler, S.: Notfälle. Diagnostik, Therapie. Stuttgart: Gentner 1972
Körner, W.: Akut lebensbedrohliche Zustände außerhalb der Klinik. Berlin: Volk und Gesundheit 1967
Heesen, W.: Ich komme sofort. Hannover: Schlüter 1970, 7. Aufl.
Krietemeyer, H. J.: Ärztliche Erstmaßnahmen. Heidelberg: K. F. Haug 1971
Ehalt, W.: Unfallpraxis. Berlin: W. de Gruyter 1972
Gross, R. et al.: Der internistische Notfall. Stuttgart: Schattauer 1973
Halhuber, M. J., Kirchmair, H.: Notfälle in der Inneren Medizin. München: Urban und Schwarzenberg 1970, 8. Aufl.
Junge-Hülsing, G.: Interne Notfallmedizin. München: Lehmann 1973
von Clarmann, M.: Gezielte Erstbehandlung akuter Vergiftungen. Bayer Pharmabüro
Ahnefeld, F. W.: Sekunden entscheiden. Lebensrettende Sofortmaßnahmen. Berlin–Heidelberg–New York: Springer 1967
Günter, P., Gysi, Th.: Kleines Vademecum für Wiederbelebung. Bern: Huber 1972

Medikamente für außerklinische Notfallsituationen

(Zusammenfassung aus den Seiten 36 bis 48)

Ampullen (*BTM* = Betäubungsmittel):
    Alupent 1 ml/0,5 mg
    Apomorphin. hydrochloricum 1 ml/0,01 g
    Atropinum sulfuricum 1 ml/0,005 g
    Baralgin 5 ml
    Calciumgluconic 10% 10 ml
    Depot-Novadral 1 ml
    Diamox 500 mg (Trockenampulle)

BTM Dilaudid-Atropin (schwach oder stark) je 1,1 ml

BTM Dolantin 2 ml/0,1 g

BTM Dolantin S 2 ml/100 mg
    Eukraton 10 ml/50 mg
    Euphyllin 10 ml/0,24 g
    Glucoselösung 40%, z. B. Dextropur 10 ml
    Gravibinon 1 ml
    Haloperidol 1 ml/5 mg
    Isoptin 2,2 ml/5 mg
    Konakion 1 ml/10 mg Vitamin K_1
    Lasix 2 ml/20 mg
    Luminal 20% 1 ml

BTM Morphium hydrochloricum 1 ml/0,02 g
    Megaphen 2 ml/50 mg
    Methergin 1 ml/0,2 mg
    Novalgin 2 ml und 5 ml
    Psyquil 1 ml/10 mg und 1 ml/20 mg
    Strophanthin 1 ml/0,125 mg, 1 ml/0,25 mg
    Solu-Decortin, Trockenampullen mit 10 mg (pro infantibus), 25 mg, 50 mg und 250 mg

BTM Scophedal 1 ml
    Suprarenin 1 ml
    Torecan 1 ml
    Xylocain 2% 5 ml

In ein Ampullenetui passen meist 35 bis 40 Ampullen unterschiedlicher Größe. Von manchen Ampullen kann man nur ein Exemplar in das Etui geben, von anderen mehrere, weil sie häufiger gebraucht werden.

Paul Brandlmeier

Hausbesuchstasche und Unfalltasche

Die meisten Allgemeinärzte rüsten sich für die Tätigkeit außerhalb der Sprechstunden mit zwei Taschen aus,
 der *Hausbesuchstasche* (Visitentasche, Ärztetasche, little black bag) [7]
 und der *Unfalltasche* (Unfallkassette, Unfallkoffer, great black bag)
wie Umfragen bei 400 deutschen, österreichischen, schweizerischen und englischen Allgemeinärzten ergaben. In den zurückliegenden Jahren sind mehrfach Vorschläge für die Ausrüstung solcher Taschen gemacht worden. Tabelle 4 enthält drei ausgewählte Vorschläge für die Ausrüstung einer Hausbesuchstasche, Tabelle 5 drei Vorschläge für eine Unfalltasche. In den Hinweisen wird auf die Ausrüstung näher eingegangen.

Der Allgemeinarzt hält die *Besuchstasche* so klein wie möglich, denn er muß sie tagtäglich bei den Hausbesuchen mit sich tragen und will dabei durch kein zu großes Gewicht der Tasche belastet sein. Die Besuchstasche sollte auch nur so groß sein, daß sie auf einem Stuhl oder einem Nachtkästchen ausgebreitet werden kann. Praktisch sind Taschen, deren Hälften sich waagrecht auseinanderklappen lassen. Die Taschenhälften müssen mit einem Klappdeckel gesichert sein, der durch eine Lasche oder besser mit einem Magnetverschluß haftet, damit beim Öffnen und Schließen der Tasche nichts herausfällt[1].

Auch mit der Ausrüstung der *Unfalltasche* wird man sich auf das Notwendigste beschränken und nicht eine Art Mini-Klinimobil mitführen wollen. Der Inhalt dieser Tasche ist abhängig von mehreren Faktoren: dem Ausbildungsgrad des Arztes, der Existenz lokaler Rettungsdienste und dem Grad der Organisation der örtlichen ärztlichen Notdienste.

Allgemeinärzte in Kleinstädten und auf dem Lande rüsten sich neben der Hausbesuchs- und Unfalltasche noch mit weiteren Taschen aus, Heller [4] z. B. mit einer „*Ergänzungstasche*" und einer „*Visitenapotheke*", d. h. mit Medikamenten zur direkten Ausgabe in kleinen Mengen an den Patienten. Sturm [8] führt ebenfalls noch Behälter mit sich, einen für Tabletten und einen für Zäpfchen, also auch eine Art Visitenapotheke. Das kann sich in dünn besiedelten Regionen mit weitab liegenden Apotheken als zweckmäßig erweisen, in Ballungsräumen wird das sicher weniger notwendig sein. Wo noch Hausgeburtshilfe anfällt, wird außerdem eine „Entbindungstasche" mitgeführt.

---

[1] Solche Taschen bietet die Firma Bollmann in Tuttlingen in drei Größen an.

Tabelle 4. Vorschläge für die Ausrüstung einer „Hausbesuchstasche"

Braun [1]	Halhuber [3]	Brandlmeier
1. Stethoskop	Stethoskop	Stethoskop
2. Blutdruckmeßgerät	Blutdruckmeßgerät	Blutdruckmeßgerät
3. Fieberthermometer	Fieberthermometer	Fieberthermometer
4. Einmalspritzen und Einmalkanülen	Einmalspritzen und Einmalkanülen	Einmalspritzen und Einmalkanülen
5. Ampullenauswahl	Ampullenauswahl	Ampulletui
6. Formulare	Formulare	Formulare
7. —	Spatel	Holz-Einmalspatel
8. —	Taschenlampe	schmale Taschenlampe
9. —	Otoskop und Augenspiegel	Otoskop
10. —	Reflexhammer	—
11. Gummifingerlinge	Gummifingerlinge	Gummifingerlinge
12. Katheter	Katheter	Einmalkatheter
13. —	—	Dextrostix
14. Magenschlauch	Magenschlauch	—
15. Staubinde	Esmarchbinde	—
16. Mundsperrer	Mundsperrer	—
17. Pharynxtubus	Zungengrundtubus	—
18. Zungenzange	—	—
19. Venaesectio-Besteck	—	—
20. Narkosemaske	—	—
21. Instrumente für Naht	—	—
22. —	Tracheotomiebesteck	—
23. Lumbalpunktionsnadeln	—	—
24. Sauerstofflasche	Sauerstofflasche	—

Es wird empfohlen, in der Besuchstasche noch mitzuführen:

Eine kleine Menge Schmerztabletten
Hansaplast in vorgeschnittenen Streifen
Leukoplast
Einmalalkoholtupfer
eine Schere
Einmalhandschuhe
Ampullenfeilen
Merfentinktur
Hämostiletten
eine Packung Wundtupfer
ein Mundtuch für Racheninspektion

Liste der diensthabenden Apotheke
Telefonnummer der nächsten Giftnotrufzentrale
Telefonnummer für Krankentransporte
Telefonnummern der Pfarrer
Rezeptblock und Einweisungspapiere

Hinweise zu Ziffern der Tabelle 4:

Zu Nr. 4, Kanülen: Man sollte sich außer mit normalen Kanülengrößen auch mit ein bis zwei sterilen, 8-10 cm langen Kanülen ausrüsten. Nur mit Kanülen dieser Länge gelingt eine intrakardiale Injektion oder eine Injektion in die Vena brachiocephalica (anonyma) bei Schock. Die Injektion in die Brachiocephalica ist der Venaesectio in der außerklinischen Praxis vorzuziehen.

Zu Nr. 5, Ampullen: Es wird empfohlen, nicht Ampullenschachteln mitzunehmen, sondern Einzelampullen in einem *Ampullenetui*. Das spart beträchtlich Platz. Die verbrauchten Ampullen sollte man in einem *Plastiksäckchen* sammeln. (Die Helferin ergänzt danach das Etui wieder.)

Zu Nr. 6, Formulare: Man benötigt vorgestempelte Rezeptformulare und Papiere für die Krankenhauseinweisung. Es ist ratsam, außerdem eine Liste der diensthabenden Apotheken, die Telefonnummern der Notdienste, evtl. der Bettenleitstelle und der Pfarrer mitzuführen. Man sollte auch die Telefonnummer des nächsten Giftinformationszentrums notiert haben, sie sind Tag und Nacht besetzt. Zu empfehlen ist auch die nur wenig Platz beanspruchende Broschüre von Clarmann „Akute Hilfe bei Vergiftungen" [2].

Zu Nr. 7, Spatel: Zu empfehlen sind Holzspatel, die steril in einer Klarsichtfolie verpackt sind[1].

Zu Nr. 9, Augenspiegel: Der Allgemeinarzt zählt den Augenspiegel nicht zur Notfallausrüstung. Der Augenspiegel wird von Fall zu Fall mitgenommen.

Zu Nr. 11, Gummifingerlinge: Man braucht sie bei Spannungspneumothorax oder unstillbarem Nasenbluten. Diese Fälle sind zwar sehr selten, findet man sie aber vor, so sollte man sofort handeln können.

Zu Nr. 12, Katheter: Zu empfehlen sind steril verpackte Einmalkatheter, die wenig Platz beanspruchen (Einmalkatheter aus PVC mit Thiemanspitze).

Zu Nr. 13, Schnellteststreifen: Ein Stix oder Stäbchen sollte mitgeführt werden, um bei Bewußtlosigkeit oder Bewußtseinstrübung schnell zwischen Hypoglykämie und Hyperglykämie trennen zu können. Dazu braucht man nur eine Hämostilette und einen Tropfen Blut aus der Fingerbeere.

Zu Nr. 14, Magenschlauch: Für eine Magenspülung fehlen bei einem Besuch im Haus meist alle Voraussetzungen.

Zu Nr. 15-21 und Nr. 23 und 24: Diese Geräte hat der Allgemeinarzt fast nie in seiner Besuchstasche, sondern in der getrennt mitgeführten „Unfalltasche".

Zu Nr. 22, Tracheotomiebesteck: Obgleich das Tracheotomiebesteck in den meisten Vorschlägen für die Notfallausrüstung empfohlen wird, konnte durch Umfragen bei 550 Allgemeinärzten mit mehr als zehnjähriger Praxis kein einziger Fall von Nottracheotomie in der außerklinischen Praxis festgestellt werden.

---

[1] Werden von der Firma Winthrop kostenlos versandt.

Tabelle 5. Vorschläge für die Ausrüstung einer „Unfalltasche"

Körner [6]	Heller/Knobloch [4]	Brandlmeier
1. Verbandpäckchen Mullbinden 2. Elastische Binde/ Elastoplast	Verbandpäckchen Mullbinden Elastische Binde/ Elastoplast	Verbandpäckchen Mullbinden Gazofixbinden
3. Heftpflaster Hansaplast 4. Schnellverband	Heftpflaster Hansaplast Klammerpflaster/Watte	Leukoplast Hansaplast Klammerpflaster/Watte
5. Schienen 6. —	aufblasbare Schienen Tampons in steriler Packung	aufblasbare Schienen und Fingerschienen kleiner Beutel mit Tupfern
7. — 8. —	Schlauchbinden Verbandmull Dreiecktücher und Sicherheitsnadeln	Verbandmull Dreiecktücher und Sicherheitsnadeln
9. — 10. —	Kleiderschere Sofratüll	Kleiderschere Sofratüll
11. — 12. —	Arterienabbinder —	Arterienabbinder Einmalspritzen Kodantinktur
13. Fußabsauggerät 14. —	— —	Orosauger Taschenmaske Dräger
15. Dextran 16. Venenkatheter	Blutersatzflüssigkeit —	Schiwadex mit Combiflac Braunülen
17. Trachealkanülen	—	—
18. Intubationsbesteck 19. Flügekanülen	— Punktionsnadel	— Flügelkanüle
20. Beatmungsbeutel 21. Chirurgisches Besteck	— Schere, Pinzette, Klemme	— Chirurgisches Besteck in Wickeltasche
22. — 23. —	Isolationsdecke —	Isolationsdecke „Sirius" Chem. Wärmebeutel
24. — 25. —	— —	Wundpuder Mundsperrer oder Keil

Hinweise zu Ziffern der Tabelle 5:

Zu Nr. 2, Elastische Binde: Den kleinsten Raum nehmen *Gazofixbinden* ein (Beiersdorf) und *Rondoflexbinden* (Dewe), die in mehreren Größen zu haben sind und die nicht stark auftragen.

Zu Nr. 10, Brandwundenverbandmittel: Sofratüll (Paraffingaze, imprägniert mit 1% Framycetinsulfat) oder Fucidine = Gaze sind den Metallinen in der nichtklinischen Praxis vorzuziehen.

Zu Nr. 13, Absauggerät: Ein Fußabsauggerät ist für eine Unfalltasche zu unhandlich und zu schwer. Zu empfehlen ist der federleichte und unzerbrechliche *Oro-Sauger* der Firma Draeger, der wesentlich handlicher und billiger ist (Mundabsauggerät). Das kleinste und leichteste Absauggerät mit eigener Energiequelle (Treibgaspatrone) ist die *Jet-Absaugeinheit* von Dräger-Laerdal (Größe 8 × 22 cm). Das Gerät hängt um den Hals des Arztes, der dadurch beide Hände frei hat (Abb. 12).

Zu Nr. 14, Mundtubus: Zur Wahl stehen Guedeltubus, Safartubus und Orotubus. Entscheidet man sich für den Guedeltubus, so muß man mehrere Größen mitführen, das gleiche gilt für den Safartubus. Mit beiden Geräten kann der Ungeübte leicht einen Rachenreiz setzen, der zu Brechreiz oder Erbrechen führen kann. Der *Orotubus* vermeidet diese Gefahren; Voraussetzung für die Anwendung sind freie Atemwege und ein zurückgebeugter Kopf des Verletzten. Die *Taschenmaske* (Abb. 14) mit aufblasbarem Maskenwulst (Hersteller: Drägerwerke) ist für die Notfallausrüstung den Tuben vorzuziehen. Die Taschenmaske paßt sich der Gesichtsform gut an und gewährleistet durch den Druck auf den Maskenwulst (in Verbindung mit dem Kieferwinkelgriff) eine maximale Abdichtung um Mund und Nase.

Zu Nr. 15, Infusionsflüssigkeit: Die Infusionsflüssigkeit muß nach drei Parametern ausgewählt werden: 1. der Halbwertzeit, 2. der Anwärmmöglichkeit, 3. der Verpackungsart. Die Halbwertzeit soll möglichst lang sein, deshalb kommen nur *hochmolekulare Dextrane* oder *Gelatinepräparate* in Frage. In der Klinik tritt die Frage nach der Temperatur der Infusion kaum jemals auf. Während der kalten Jahreszeit herrschen dagegen im Wagen des Arztes Temperaturen, die weit unter Zimmertemperatur liegen können. Eine Infusion kalter Lösungen könnte zu einem Temperaturunterschied zwischen rechter und linker Herzkammer führen; die Gefahr des Kammerflimmerns wäre damit gegeben. Eine Infusionsflüssigkeit muß also gegebenenfalls mit einem chemischen Wärmebeutel, warmem oder heißem Wasser aus dem Haushalt oder einer Thermosflasche oder notfalls auch warmem Kühlerwasser angewärmt werden. Da Glasbehälter dabei mit einiger Wahrscheinlichkeit zerspringen, sollte man *Infusionen in Plastikbehältern* wählen, z. B. Schiwadex 60 mit Combiflac, Neo-Plasmagel oder Macrodex. Sowohl auf dem Transport wie bei der Arbeit an einer Unfallstelle ist ein Glasbehälter außerdem nicht bruchsicher. Weil der Allgemeinarzt nicht allzu häufig in die Lage kommt, Infusionen anlegen zu müssen, ist zu empfehlen, sich eine Handlungsanweisung für die Infusionstechnik, mit Hilfe der man sich schnell orientieren kann, in die Unfalltasche einzulegen (siehe S. 57). Beherrscht man die Technik der Injektion in die Vena anonyma, so kann man sich zusätzlich mit dem Einmalkatheter Cavafix ausrüsten (Braun, Melsungen).

Zu Nr. 16 und 17: Diese Geräte sind Ausrüstungen für Kliniken. Intubation und Tracheotomie sind Verfahren der Klinik, aus mehreren Gründen kann man sie für die außerklinische Praxis nicht propagieren. Anstelle einer Intubation oder Tracheotomie kann man notfalls am Unfallort mit einer dicken Kanüle (⌀ 4,5 mm) einstechen.

Zu Nr. 20, Beatmungsbeutel: Er leistet nicht mehr als die Mund-zu-Mund-Beatmung. Mit einem Beatmungsbeutel braucht sich der Helfer allerdings weniger anzustrengen.

Zu Nr. 21, Chirurgisches Besteck: Es gibt Taschenbestecke mit Pinzetten, Sonden, Schere, Skalpellgriffen, Nadelhalter, Nadeln und Arterienklemmen in *Metallgehäusen* oder in *Wickeltaschen*. Für die nichtklinische Praxis ist die Wickeltasche vorzuziehen. Man kann einige Packungen *Mersilene* (Nadel und Faden zusammengeschweißt, steril verpackt in einer Aluminiumfolie) beilegen, ferner ein kleines Plastiksäckchen, in das man die gebrauchten Instrumente einlegen kann.

Zu Nr. 22, Isolationsdecke „Sirius": Es handelt sich um eine nur 13 µm starke, mit Aluminium bedampfte Polyesterfolie von 225 × 140 cm mit 380 g Gewicht. Die Innenseite ist silbrig, die äußere grün. Wird die silbrige Seite nach innen verwendet, so hält die Decke die körpereigene Wärme zu 80 bis 90% und bewahrt den Patienten vor Unterkühlung und Wärmeverlust. Bei Verwendung der silbrigen Seite nach außen wird der Körper vor Sonnenstrahlung geschützt und damit vor Wärmestau (Hersteller: Söhngen, 6204 Wehen).

Zu Nr. 23, Chemischer Wärmebeutel: Flache Segeltuchbehälter von etwa 12 × 12 cm Größe mit einem chemischen Pulver gefüllt. Gibt man einen oder zwei Eßlöffel Wasser hinzu, so erwärmt sich der Beutel schnell. Er kann mehrmals gebraucht werden. Ähnliches leistet der *Taschenofen „Peacock"*, der etwa die Größe eines Herren-Zigarettenetuis hat. Beide Geräte sind gewöhnlich in Sportgeschäften erhältlich. Mit diesen Geräten können Infusionsflaschen schnell angewärmt werden, wenn man Unterkühlten, Erschöpften und bei kalter Witterung Verunglückten eine Infusion geben muß und die Temperatur der Infusionsflüssigkeit auf 37 bis 39° C angewärmt werden muß [5]. Bei forensischen Fällen oder bei Verdacht hierauf sollten neben den routinemäßigen Dokumentationen *auch die Auffälligkeiten notiert werden!*

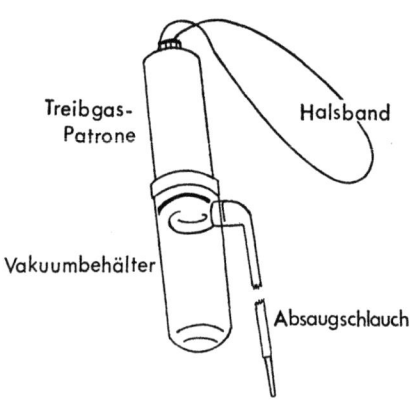

Abb. 12. Notfall-Absaugegerät (Jet-Absaugeeinheit) nach Dräger-Laerdal. Treibgaspatrone und Vakuumbehälter können ineinandergeschoben werden und nehmen dann nur wenig Platz im Unfallkoffer in Anspruch

INFUSIONSGERÄTE

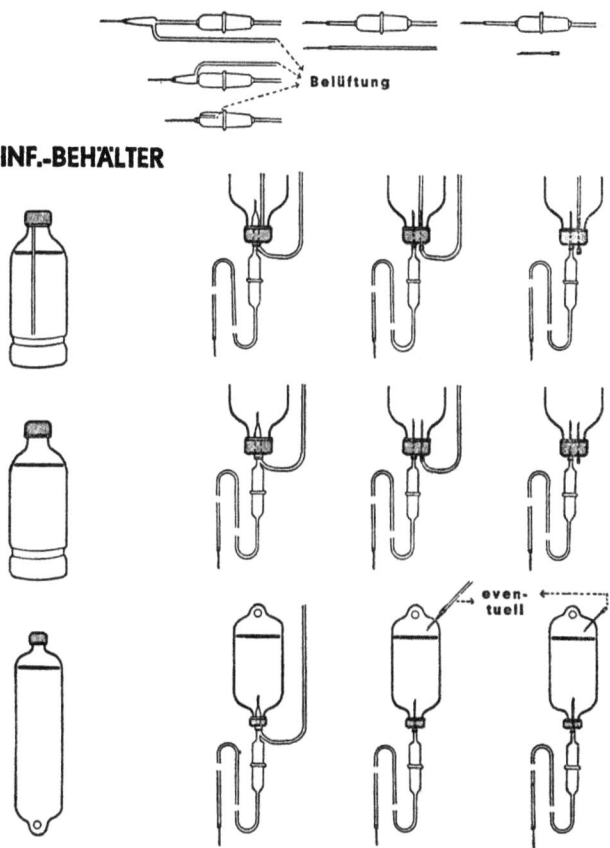

INF.-BEHÄLTER

Abb. 13. Infusionsgeräte

Technik
1. Entfernen der Schutzkappe, Desinfektion der Einstichstellen.
2. Bei nach oben gehaltener Gummikappe Anschluß des Infusionsgerätes; Einstich wie oben ersichtlich, Entlüftung bei „AIR".
3. Schlauchklemme schließen.
4. Infusionsflasche umdrehen, hochhalten oder aufhängen.
5. Tropfkammer bis zur Hälfte füllen: bei weicher Kammer durch Ansaugen durch mehrmaliges Komprimieren, bei harter Kammer durch mehrmaliges Heben und Senken des Schlauches und Öffnen der Klemme.
6. Schlauchklemme lockern, bis der Schlauch blasenfrei gefüllt ist, Klemme schließen.
7. Venenpunktion, bei tropfendem Blut Schlauchkonus ansetzen.
8. Schlauchklemme lockern und gewünschte Tropfenzahl einstellen.
9. Bei Schnellinfusion mit Überdruck muß zusätzlich eine dicke Kanüle zur Belüftung eingestochen werden.

Auszug aus dem Kartonblatt IV des Österreichischen Instituts für Allgemeinmedizin, Klagenfurt (Tabelle 5, Nr. 15)

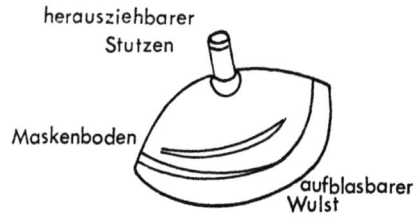

Abb. 14. Taschenmaske für Mund-zu-Mund-Beatmung (Hersteller: Drägerwerk). Kann zusammengelegt und in einem Etui von 14,5 × 9 × 2,5 cm untergebracht werden. Etui und Maske wiegen zusammen 115 g

Literatur

1. Braun, H.: Notfall-Lexikon für ärztliche Praxis. Stuttgart: Medica 1959
2. Clarmann, M.: Gezielte Erstbehandlung akuter Vergiftungen, 3. Aufl., Bayer Leverkusen 1972
3. Halhuber, M., Kirchmair, H.: Notfälle in der Inneren Medizin. München: Urban und Schwarzenberg 1970
4. Heller, G.: Die Arzttasche. Blatt Nr. 25 der programmierten Fortbildungskarten des Österreichischen Instituts für Allgemeinmedizin, Klagenfurt 1970
5. Jenny, E.: Der Unfall im Gebirge. Österr. Ärzte-Ztg. *28*, 1144 (1973)
6. Körner, W.: Akut lebensbedrohliche Zustände außerhalb der Klinik. Berlin: VEB Volk und Gesundheit 1967
7. Morris, St.: The story of a „little black bag". J. Roy. Coll. Gen. Practit. *18*, 309 (1969)
8. Sturm, E.: Einführung in die Allgemeinmedizin. Erlangen: Perimed 1969

Paul Brandlmeier

Behandlungsausweise und Notfallausweise für gefährdete Patienten

Wenn ein Patient fernab von seinem Wohnort *plötzlich* erkrankt, können oft keine Informationen über die bisherige Behandlung, den Impfstatus oder permanente körperliche Schäden eingeholt werden. Deshalb sollte der Allgemeinarzt gefährdeten Patienten dazu raten, sich Ausweise ausstellen zu lassen, auch wenn sie gesetzlich nicht vorgeschrieben sind.

Personenkreis

Alle Patienten, die unter einer Langzeitbehandlung mit

Antidiabetika oder Insulin,
Antikonvulsiva,
Glykosiden,
Antihypertonika,
Cortisonen oder
ACTH

stehen, sollten einen Ausweis darüber erhalten. Das gleiche gilt für Patienten mit

bekannten Allergien,
Schrittmachern,
Prothesen,
Hämophilie,
einem Zustand nach schweren Organoperationen.

Auf *Reisen, Sportveranstaltungen,* im *Urlaub* und bei jeder anderen längeren *Abwesenheit vom Wohnort* sollte der Patient den Ausweis mit sich führen.

Arten von Ausweisen

Die von Organisationen, Behörden oder von Firmen angebotenen Ausweise haben meist Postkartengröße. Man unterscheidet:

Überwachungskarten (Abb. 15),
Behandlungsausweise (Abb. 16) und
Notfallausweise (Abb. 17).

```
┌─────────────────────────────────────────────────┐
│  Überwachungspaß                                │
│  für Antikoagulantienbehandlung                 │
│                                                 │
│  Stempel des betreuenden Arztes/Klinik:         │
│                                                 │
│                                                 │
│                                                 │
│  Anschrift des Patienten:                       │
│                                                 │
│  ─────────────────────  ─────────────────────   │
│  Name                   Vorname                 │
│                                                 │
│  ─────────────────────  ─────────────────────   │
│  Ort                    Straße                  │
│                                                 │
│  ───────────────────────                        │
│  Telefon                                        │
│                                                 │
│  Der Patient trägt ein Vitamin-K₁-haltiges Gegenmittel bei sich. │
│  Anwendung laut Gebrauchsanweisung des betreffenden │
│  Präparates.                                    │
│  Kontrollmethode:                               │
│  Reagenzien: ___Simplastin___Verify Normal / Abnormal I & II │
│              (Thrombokinase/Kontrollplasmen)    │
└─────────────────────────────────────────────────┘
```

Abb. 15. Überwachungskarte

Überwachungskarten und Behandlungsausweise dienen in erster Linie der Überwachung einer Langzeitbehandlung mit bestimmten Medikamenten.

Notfallausweise enthalten außer Angaben über eine Dauerbehandlung auch Eintragungen über Blutgruppenzugehörigkeit, Rhesusfaktor, durchgeführte Impfungen und die Adressen der Angehörigen, die bei Notfällen zu benachrichten sind. Notfallausweise gibt die Bundesärztekammer heraus, das Bundesministerium für Familie und Gesundheit sowie das Deutsche Grüne Kreuz.
Es liegt im Interesse des Patienten, daß solche Ausweise stets auf dem laufenden gehalten werden.

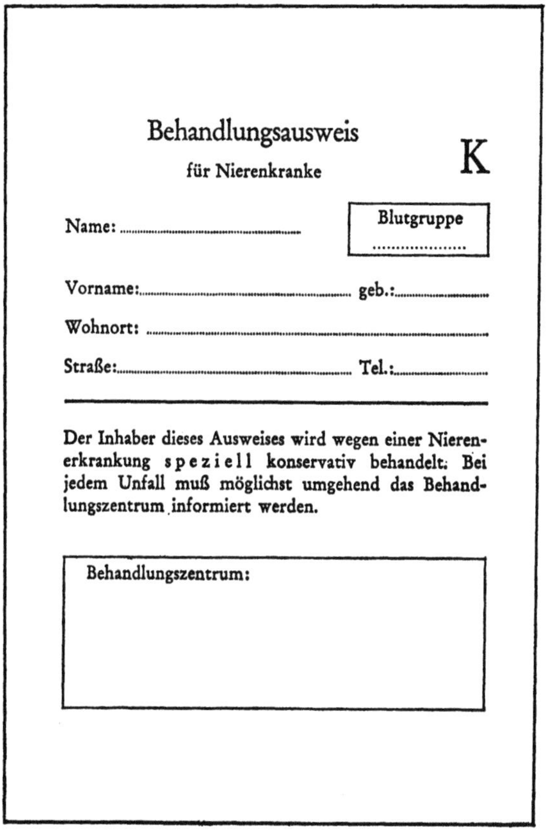

> # Behandlungsausweis
> ### für Nierenkranke
> ## K
>
> Name: ....   Blutgruppe ....
>
> Vorname: .... geb.: ....
>
> Wohnort: ....
>
> Straße: .... Tel.: ....
>
> Der Inhaber dieses Ausweises wird wegen einer Nierenerkrankung **speziell** konservativ behandelt. Bei jedem Unfall muß möglichst umgehend das Behandlungszentrum informiert werden.
>
> Behandlungszentrum:

Abb. 16. Behandlungsausweis

Beispiele für Ausweise

Art der Karte	Hersteller
Diabetiker-Ausweiskarte	Hoechst, 6230 Frankfurt
Diabetiker-Ausweis	Hoffmann-La Roche, 7889 Grenzach
Behandlungsausweis für Nierenkranke	Fresenius KG, 6380 Bad Homburg
Antikoagulantien-Ausweis	Hoffmann-La Roche, 7889 Grenzach
Glykosid-Ausweis	Chemiewerk Homburg, 6000 Frankfurt
Allergie-Ausweis	Gödecke, 7800 Freiburg
Gesundheitsausweis für die werdende Mutter	Verlag H. Hoffmann, 1000 Berlin 38, Lagardestraße

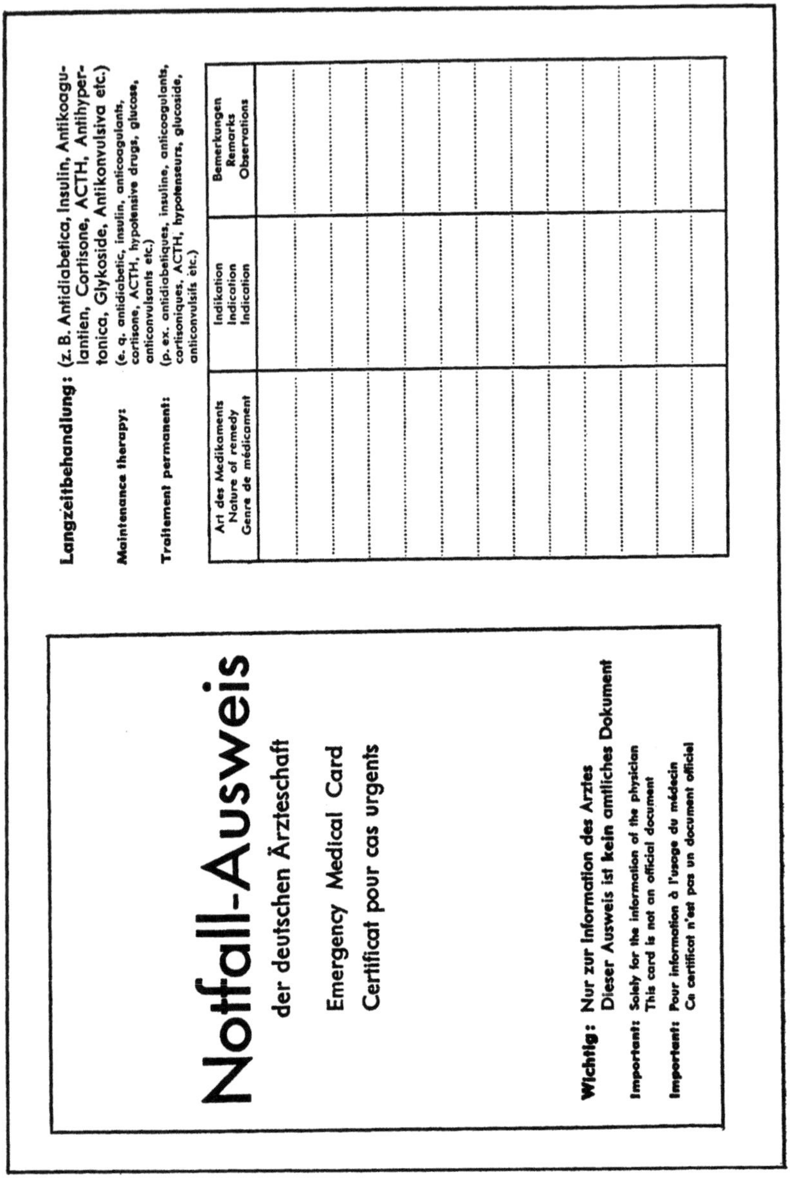

Langzeitbehandlung:	(z. B. Antidiabetica, Insulin, Antikoagulantien, Cortisone, ACTH, Antihypertonica, Glykoside, Antikonvulsiva etc.)
Maintenance therapy:	(e. g. antidiabetic, insulin, anticoagulants, cortisone, ACTH, hypotensive drugs, glucose, anticonvulsants etc.)
Traitement permanent:	(p. ex. antidiabetiques, insuline, anticoagulants, cortisoniques, ACTH, hypotenseurs, glucoside, anticonvulsifs etc.)

Art des Medikaments Nature of remedy Genre de médicament	Indikation Indication Indication	Bemerkungen Remarks Observations

Notfall-Ausweis
der deutschen Ärzteschaft

Emergency Medical Card

Certificat pour cas urgents

Wichtig: Nur zur Information des Arztes
Dieser Ausweis ist kein amtliches Dokument

Important: Solely for the information of the physician
This card is not an official document

Important: Pour information à l'usage du médecin
Ce certificat n'est pas un document officiel

Abb. 17. Notfallausweis

Hans Heinz Schrömbgens

Das ärztliche Gespräch

Die Gesprächsführung

Auf welche Weise man den Gesprächskontakt mit dem Patienten aufnimmt, wird sehr verschieden sein. Entscheidend ist, daß der Patient vom ersten Wort an das Empfinden hat, der Arzt ist gesprächsbereit und aufgeschlossen. Dieses Empfinden ist am ehesten in der Sprechstunde des Arztes zu wecken. Dort ist der Arzt nämlich „Herr im Hause" und der Patient ist sein Besucher.
Das Gespräch bei der Fortsetzung einer Behandlung (mit dem inzwischen bekannten Patienten) ist der einfachere Fall der Gesprächsführung. Das setzt allerdings eine gute, lückenlose und auch rasch überschaubare Dokumentation voraus (siehe S. 32, Bd. „Die Allgemeinpraxis"). Typische frühere Äußerungen des Patienten, die der Arzt aufgreift, verblüffen und geben dem Patienten das sichere Gefühl: „Dieser Arzt weiß genau über mich Bescheid." Der Patient perzipiert überraschenderweise nicht, wieviel sich der Arzt während des Gespräches notiert und die bei nachfolgenden Beratungen vom Patienten gestellte Frage, woher man das noch wisse, läßt erkennen, wie wenig der Patient während seiner eigenen Erzählung wahrnimmt. Bei der großen Zahl von Eindrücken und Berichten, die ein Arzt täglich in seiner Praxis erfährt, ist es fast unmöglich, auch nur einen Bruchteil der vom Patienten vorgebrachten Beschwernisse und Erlebnisse im Kopf zu behalten.
Bei Neuerkrankungen bereits persönlich bekannter Patienten kann sich die Gesprächsführung schwieriger gestalten, wenn man keine Notizen über frühere Erkrankungen geführt hat.

Vorinformationen

Bei einem neuen Patienten kann die Gesprächsführung besonders schwierig sein. Eine erfahrene Sprechstundenhilfe kann eine gewisse Vorarbeit leisten. Der Sprechstundenhilfe werden die Patienten oft schon Beschwerden schildern und klagen, und es ist wichtig, daß der Allgemeinarzt seiner Helferin sagt, ihm diese Informationen noch vor Beginn der Beratung weiterzugeben. Freilich bringt die Filterung durch die Sprechstundenhilfe die Bedenken einer Präokkupation mit sich. Letztlich kann nur der Arzt über den Wert einer Information entscheiden und muß sich, wenn ihm die Sprechstundenhilfe Mitteilungen über den Patienten auf den Schreibtisch legt, dieser Gefahr bewußt sein.

Bei Hausbesuchen versäume man nicht, sich von den Angehörigen vorher informieren zu lassen, wenn eine solche Tendenz erkennbar ist.

Eine Vorinformation kann ersparen:
> viel Zeit für die Anamnese,
> eine falsche Gesprächs- und Ausgangslage und damit
> u. U. eine Fehldiagnose.

Weitere Hilfsmittel zum schnellen Zurechtfinden während des ärztlichen Gesprächs sind:

1. Das Geburtsdatum des Patienten.

   Das Alter des Patienten läßt oft das Verhältnis zur Autorität und damit auch zum Arzt bestimmen. Darüber hinaus erlaubt die Kenntnis des Alters Vermutungen über die Bewältigung positiver und negativer Erfahrungen durch den Patienten und gibt dadurch vielleicht Hinweise auf die Ätiologie der aktuellen Erkrankung.

2. Die Familienzugehörigkeit.

   Fragen nach Familie und Verwandtschaft des Patienten sind oft wertvoll. Man kann dann Vermutungen anstellen, woher die Erkrankung des Patienten kommen kann. Es muß sich dabei nicht unbedingt um organische Erkrankungen handeln, sondern es können auch „abgeschaute" Erkrankungen sein. In einer Landpraxis wird die Frage nach dem Ort, aus dem der Patient kommt, wichtig sein, da man auch an endemische und an bestimmten Orten gehäuft auftretende Krankheiten denken muß.

Voraussetzungen beim Arzt

Die wichtigste Voraussetzung für ein erfolgreiches ärztliches Gespräch ist *die innere Ruhe des Arztes, auch wenn Eile geboten ist*. Psychisch „komplizierte Patienten" sollten daher immer erst am Ende der Sprechstunde angenommen werden und Suggestivbehandlungen erst zum Ende des Tagesablaufes geführt werden, weil dann die dafür nötige Zeit zur Verfügung steht.
Der Patient, der durch das Gespräch diagnostiziert oder mit dem Gespräch therapiert werden muß, bringt ein besonderes Gespür mit, aus den verbalen Äußerungen des Arztes die Stimmungslage des Arztes zu erkennen.

Die Sprache

Der Arzt sollte die Unterhaltung in dem Dialekt führen, den er von Kindesbeinen an spricht. Viele Patienten, insbesondere auf dem Land, fühlen sich verletzt, wenn man versucht, ihren Dialekt nachzuahmen. Fremdworte sollten im Arzt-Patienten-Gespräch möglichst fehlen. Ein Fremdwort mag unvermeidlich erscheinen, aber die Gefahr, vom Patienten mißverstanden zu werden, ist dann auch gegeben. Häufig scheut sich der Patient, den Arzt zu unterbrechen und zu fragen, was er mit diesem oder jenem Fremdwort gemeint habe und der Begriff bleibt ungeklärt oder aber, was schlimmer ist, der Patient schaltet innerlich ab und folgt den weiteren Ausführungen des Arztes nicht mehr.

Interpretationen

Bei der Darstellung eines Untersuchungsergebnisses und den therapeutischen Ratschlägen kann man in der Schilderung des Sachverhaltes nicht einfach genug bleiben. So unsinnig manche nur für den Patienten gedachten Erklärungen auch klingen mögen, es entscheidet über die Richtigkeit einer solchen Darstellung nur die Frage, ob der Patient sich befriedigend informiert fühlt. Gilt es einerseits für das Gespräch, sich möglichst weitgehend an den Patienten im Sprachgebrauch anzupassen, so gilt andererseits nicht minder die Forderung, Distanz zu halten. Körperliche Distanz vermeidet Mißverständnisse und Fehldeutungen.

Es gibt genügend Fälle solcher Fehldeutungen, wenn der Arzt dem Patienten beim Gespräch körperlich zu nahe kam, und es ließen sich sogar Mißverständnisse mit rechtlichen Konsequenzen aufzählen. An diese Forderung sollte man besonders bei Hausbesuchen denken.

Auswirkungen

Viele Patienten empfinden das ärztliche Gespräch als eine Art *Beichte*. Man kann deshalb dazu raten, den Patienten sich erst aussprechen zu lassen, um dann erst im Dialog die Situation weiter zu klären. Bei der Untersuchung stellt man am besten nur kurze Fragen, sonst nimmt der Patient an, der Arzt höre ihm zu, während er sich doch auf die Befunderhebung konzentriert. Die Untersuchung sollte ein ruhiger, stummer Akt sein.

Das ärztliche Gespräch ist das unersetzliche, überlegene Instrument für den Umgang mit dem Patienten. Technische Methoden lösen sich immer rascher ab. Das ärztliche Gespräch hat in diesem Wechsel den hohen Rang wie eh und je, ja man kann behaupten, *die Bedeutung des Gespräches wächst mit der zunehmenden Technisierung unseres Berufes.*

Literatur

Froelich, R. E., Bishop, F. M.: Die Gesprächsführung des Arztes. Berlin–Heidelberg–New York: Springer 1973

Hellmut Sopp

Die Überforderung des Arztes durch permanente Aggravation

Objektive Vorgeschichte

Bei jedem Patienten, der erstmalig zu einer Beratung zum Arzt kommt, steht die Erhebung der Vorgeschichte im Vordergrund der Arbeitsmethode. Die alleinige Vorbedingung ist eine besonnene Bewußtseinslage des Patienten. Schon die ersten Fragen sollten nach Möglichkeit das erkrankte Organsystem einkreisen:

„Welcher Art sind Ihre Beschwerden?"
„Seit wann fühlen Sie sich krank?"
„Wie ist das Allgemeinbefinden?"

Jeder Arzt entwickelt seine spezielle Technik der Erhebung der Anamnese, die gleichzeitig der

Kontaktknüpfung

und der Gewinnung des *ersten Eindrucks*

dient. Die Exploration wird dabei von den Antworten des Kranken mitgesteuert.

Eine exakte oder objektive Vorgeschichte setzt den Willen und die Fähigkeit des Patienten voraus, den gegenwärtigen Befindenszustand und die früheren Gesundheitsstörungen den Fakten entsprechend zu schildern. Man kann von der Tatsache ausgehen, daß der Patient überfordert ist, wenn er über sich die *reine Wahrheit sagen soll: nichts zu verschweigen und nichts hinzuzusetzen.*

Eingeengter Wahrheitsgehalt der Anamnese

Die Forderung nach Objektivität der Aussagen des Patienten geht von einem falschen Bild über das menschliche Gedächtnis und seine Erinnerungsmöglichkeiten aus. Mehr noch als bei den Verhaltensweisen ist bei der Speicherung und der Wiedergabe von Erlebnissen eine emotionale Steuerung mit im Spiel. Das menschliche Gedächtnis arbeitet ausgesprochen tendenziös. Ley von der Universität Liverpool hat ausgedehnte Repräsentativuntersuchungen über die Erinnerung an medizinische Daten gemacht. Er beobachtete, daß kranke Menschen ein sehr kurzes Gedächtnis über ihre eigenen Fakten hatten. Nach kurzer Zeit wußten 41% der Patienten nicht mehr, welches Leiden der Arzt bei ihnen diagnostiziert und welche Ratschläge er ihnen erteilt hatte. Der Ausweg, anstelle der mündlichen Befragung einen Fragebogen zu gebrauchen, wird sich immer wieder als unzweckmäßig erweisen. Die Suggestion des geschriebenen Wortes ist zu groß. Jeder Arzt weiß aus Erfahrung, daß bestimmte Symptome, die in der ersten Befragung verneint wurden, bei der zweiten Konsultation nachgeliefert werden. *Die Erhebung der Vorgeschichte hat nur dann einen vollen Wert, wenn sie mündlich vorgenommen wird.*

Daß man sich nicht auf sicherem, sondern auf schwankendem Boden einer strengen naturwissenschaftlichen Objektivität bewegt, geht schon aus der Formulierung der Fragen des Arztes an den Patienten hervor:

„Wie geht es Ihnen?"
„Was fehlt Ihnen?"
„Wie fühlen Sie sich?"

Diese grundlegenden Fragen sind transzendental. Was ist das „es", was dem Patienten fehlt? Der Arzt fragt auch nicht: „Tut die Leber weh?". „Haben Sie Herzschmerzen?", sondern gebraucht die Frage nur als „unspezifischen Reiz".

Eine weitere Einengung des Wahrheitsgehalts der Angaben von Patientenseite liegt in den Defekten der sprachlichen Formulierungen, den Mißverständnissen, Verdrängungen, unbewußten Motiven und Wunschvorstellungen des Patienten. So ist beispielsweise die begründete oder vermutete Meinung des Patienten, der Arzt habe für ihn nur wenige Minuten Zeit, ein Grund zur Entstellung der Vorgeschichte. Der Patient steht dann unter dem bewußten oder halbbewußten Zwang, übertreiben zu müssen. Er hofft, damit dem Arzt den richtigen Eindruck von der Schwere seiner Symptome vermitteln zu können. So gibt es heute kaum noch „einfache" Kopfschmerzen: „Herr Doktor, ich habe so rasende Schmerzen, als ob mir der Kopf platzt."

Zum Teil hängt die Neigung zum Übertreiben mit dem Zivilisationsphänomen einer allgemeinen Radikalisierung der Standpunkte zusammen. Im Sinne einer Polarisierung verschwindet das „sowohl, als auch". Die liberalen Zwischentöne treten zurück. Selten berichtet der Patient, daß er „etwas krank" oder „etwas gesund" ist. In den gleichen Bereich ist das Streben nach Superlativen und Perfektion einzuordnen. Man kann deshalb die Aggravation auch als ein allgemeines Zivilisationsphänomen auffassen.

Problematik und Motive der Aggravation

Die Problematik der Aggravation wird besonders deutlich, wenn man das Gegenbild betrachtet, die sachliche Schilderung ohne affektive Verzerrung. Man muß sich hier der eingehenden Untersuchungen der Kriminalwissenschaftler und der Juristen über den Wahrheitsgehalt der Zeugenaussagen vor Gericht erinnern. Durch zahlreiche Experimente ist bewiesen, daß selbst bei der Schilderung von Vorgängen mit nur geringer Affektbesetzung die Darstellungen erheblich von dem effektiven Ablauf der Vorgänge abweichen. Es ist daher berechtigt, anzunehmen, daß jede Darstellung der eigenen Innenbefindlichkeiten mit Fehlern belastet ist. Was soll z. B. ein 50jähriger mit Aufbrauch und Verschleiß in allen Organsystemen an objektiven Symptomen schildern? Das Wichtigste, den zerebralen Abbau, bemerkt er nicht.

Die Aggravation erstreckt sich nicht nur auf die Symptomschilderung des aktuellen Anlasses, sondern umfaßt auch die Anamnese, einschließlich der Sippengeschichte. Es gehört in den Bereich des allgemeinen Imponiergehabes, frühere Krankheiten als besonders schwer oder schwierig, ja sogar lebensbedrohend darzustellen. Krankheit würde dann nicht als etwas Negatives, sondern eine „gehobene Seinsstufe" empfunden. Die Übernahme unverstandener Diagnosen der vorbehandelnden Ärzte potenzieren solche Neigungen.

Aggravation wird manchmal von Patientenseite auch eingesetzt, um eine intensive Beratung mit möglichst vielen Untersuchungen zu erzwingen. Schließlich übertreiben manche Patienten ihre Beschwerden, aus Sorge, bei einer sachlichen Darstellung für einen Simulanten gehalten zu werden. Wer in der klaren Absicht aggraviert, um „krank" geschrieben zu werden, ist ein Simulant. *Nach ärztlicher Erfahrung ist die Simulation jedoch erheblich seltener als allgemein angenommen wird.*

Ein weiteres Motiv der Aggravation ist das Bemühen des Patienten, den Arzt bei der Suche nach der Krankheitsursache zu täuschen. Wer weiß oder vermutet, daß Nikotin, Alkohol oder ein Übermaß an Nahrungsaufnahme für die Wohlbefindensstörung verantwortlich ist, schiebt unverdächtige Symptome in den Vordergrund.

Das vielleicht wichtigste Argument für die Aggravation liegt in der Tatsache, daß eine nicht geringe Zahl der „Alltagskrankheiten", von der Lumbago bis zum Magenulkus, psychogene und soziogene Ursachen haben. Wer seine Angst vor Altwerden, die Furcht vor beruflichem Versagen, die Ehekrise und ähnlich gelagerte Komplexe mit sich trägt, wird den Leidensdruck durch Projektion in das Soma zu lindern versuchen. Der Wunsch, krank zu sein, und die Möglichkeit der Flucht in die Krankheit, wirken wie ein Vergrößerungsglas, das zwischen Seele und Körper montiert ist. Hypochondrie und übersteigerte Selbstbeobachtung verzerren gleichfalls die Darstellung der Symptomatik.

Erhöhter Streß im Bereich der Berufsarbeit, eine unzweckmäßige Arbeitseinteilung, Überbelastung wie Unterbelastung sind die auslösenden Faktoren für mannigfache körperliche Beschwerden. *Das Statussymbol der Krankheit bietet sich als Kompensation für das Versagen im Beruf und für das Scheitern des beruflichen und sozialen Aufstiegs an.*

Manches erscheint dem Arzt als Aggravation, was tatsächlich keinen Krankheitswert hat. Wenn beispielsweise der Patient über gelegentliches Zucken des Oberlids oder über eine in größeren Abständen auftretende Morgenmüdigkeit berichtet, so sind das Symptome, denen kein medizinischer Krankheitswert zukommt.

Anlässe für ärztliche Konsultationen

Der Entschluß des Patienten, seinen Arzt zu konsultieren, kommt oft aus einer breiten Skala von Motiven. Es ist nicht immer Krankheit, was den Patienten in die ärztliche Ordination führt. Oft wird der Arzt aufgesucht, weil er im sozialen Bereich als die einzige Persönlichkeit uneingeschränkter Autorität empfunden wird, der man ein Urteil über persönliche Lebensprobleme zutraut. Man geht zum Arzt, weil man sich helfen lassen und besser mit dem Leben fertig werden will. Man wünscht, von einer
autoritären Persönlichkeit
liebenswerte Zuwendung
zu erfahren, Mitleid als Zärtlichkeitsersatz. Man geht zum Arzt in der Erwartung, mit ihm seine Ängste, Sorgen und Befürchtungen besprechen zu können. Für diese mehr oder minder bewußten Wünsche und Sehnsüchte braucht man aber einen Aufhänger, und das ist das aus der Körperfühlsphäre stammende Symptom.

Aggravation ist ein ubiquitäres psychisches Phänomen, das den Arzt ständig daran erinnert, daß er es mit einem Menschen – nehmt Alles nur in Allem – zu tun hat und nicht mit einer Nummer. In der Partnerverschränkung von Arzt und Krankem stehen sich die
nüchterne rationale Objektivität und die
emotionale Subjektivität
gleichwertig gegenüber. Die permanente Überforderung des Arztes durch Aggravation ist ein konstitutiver Bestandteil seiner Berufsarbeit.

Helmut Pillau

Überbewertung der ärztlichen Möglichkeiten durch den Kranken

Medizinische Informationen durch die Massenmedien

Bei ernsteren Erkrankungen hat der Laie von der ärztlichen Kunst wohl schon immer mehr erwartet als diese zu leisten imstande war. Die Medizin hat in den letzten Jahrzehnten aufsehenerregende Erfolge erzielt und darüber informieren in den industrialisierten Ländern

Presse,
Rundfunk und
Fernsehen

häufig und teils mit großem Aufwand. Das hat gewisse Folgen.

Apparateglaube

Die von den Massenmedien angebotenen medizinischen Informationen für den Laien, z. B. im Rundfunk und Fernsehen der BR Deutschland 10 bis 15 Sendungen pro Woche, gehen häufig auf die Darstellung zeitraubender und kostspieliger *apparativer* Methoden hinaus. Solche Publikationen oder Sendungen erzeugen beim Leser, Hörer oder Zuschauer „medizinischen Apparateglauben". Wird der Laie zum Patienten, so meint er, daß nur die Apparate genauere Auskunft geben könnten.

Einige Beispiele für diesen Irrglauben:

Ein Patient glaubt, sein Herz ließe sich nur durch ein EKG beurteilen;
ein anderer Patient glaubt, eine Pneumonie könnte nur durch Röntgenaufnahmen nachgewiesen werden;
ein weiterer Patient glaubt, eine Injektion wäre mehr wert als die Anordnung „dreimal täglich einen Eßlöffel"
und wieder ein anderer Patient glaubt, seine Blinddarmentzündung könne nur mit einem Apparat nachgewiesen werden, dessen Namen er vergessen hat.

Der vorinformierte Patient

Die durch die Massenmedien vorinformierten Patienten übertreten die Schwelle des Sprechzimmers mit bestimmten medizinischen Vorstellungen und ein

Medizinjournalist hat dazu gesagt, man habe es heute weniger mit einem „eingebildeten Kranken" zu tun, als vielmehr mit einem „pseudoausgebildeten Kranken". Den Patienten kann kein Vorwurf gemacht werden, denn keinem Laien, auch nicht dem gebildeten, ist es möglich, den Stellenwert aufwendiger apparativer Methoden innerhalb einer medizinischen Versorgung richtig einzuschätzen. Er kann nicht beurteilen, was ärztlich notwendig und wirtschaftlich tragbar ist. Ein solcher Patient muß vom Allgemeinarzt vernünftig aufgeklärt und informiert werden.

Der durch das Versicherungswesen induzierte Heilungsanspruch

Eine zweite Überbewertung der ärztlichen Möglichkeiten hat ihren Ursprung in der Form der sozialgesetzlichen Absicherung gegen Krankheit und Siechtum. Im Extremfall nimmt der Versicherte an, über seinen gesetzlich gesicherten „Heilungsanspruch" allein nach seinem Wunsch *„krankfeiern"* zu können, der Arzt *müsse* ihm die dafür notwendige Bescheinigung ausstellen, auch wenn der Arzt anderer Meinung sei.
Die inzwischen gesetzlich verankerte Krebsvorsorgeuntersuchungen haben verschiedentlich bei den Betreuten den Eindruck aufkommen lassen: „Seit es diese Untersuchung gibt, kann ich keinen Krebs mehr bekommen."
Schwer sind diejenigen Patienten zu behandeln, die mit dem Besuch beim Arzt die Vorstellung eines kaufmännischen Vertrages verbinden, oder anders ausgedrückt, die Dienstleistung des Arztes mit einem Krankenschein „einkaufen" wollen. Sie halten die Erhebung der Anamnese für überflüssige Neugier, die Untersuchung für eine Art „Leistungseinkauf".
Es liegt am Arzt, solche Situationen in die richtigen Bahnen zu lenken. Geduldige und verständnisvolle Berichtigung kann die Mißverständnisse ausräumen.

Hans Hege

Die Einmischung Dritter in die Behandlung

Der Arzt empfindet die Einmischung Dritter in die Diagnostik und die Therapie gewöhnlich als unberechtigt und damit als störend; dennoch sollte sich der Arzt bewußt sein, daß seine Abwehr gegen die in die Behandlung eingreifenden Drittpersonen auch von ärztlicher Eifersucht gespeist sein kann. Solche Reaktionen entspringen dann nicht selten übersteigertem persönlichem Engagement gegenüber den Patienten. Die Einmischung Dritter kann für den Arzt aber auch bedeuten: Verlust der ausschließlichen Zuständigkeit, Minderung der Anerkennung seiner Leistung, Aufdeckung von Fehlern oder Versäumnissen.

Man kann den Eingriff Dritter in die Behandlung nach verschiedenen Kriterien klassifizieren, z. B. nach der veranlassenden Person (Patient, dessen Verwandte oder Bekannte, Personen aus dem öffentlichen Dienst) oder nach einem Funktionsauftrag (Amtsarzt, Betriebsarzt, mitbehandelnder Kollege, Krankenhausarzt, Arbeitgeber).

Eine Entscheidung, ob der zur Rede stehende Eingriff auch eine Einmischung sei, ließe sich nur dann fällen, wenn man die Antwort auf drei Fragen kennen würde:

1. Ist der erfolgte Eingriff in der Sache berechtigt oder nicht?
2. Welches Motiv bewirkte die Einmischung (Bosheit, Unkenntnis, ängstliche Auslegung von Vorschriften)?
3. Welchen Schaden hat sie angerichtet?

Ist man sich über die Antworten im klaren, so ergibt sich, ob man in direkten Kontakt mit dem „Dritten" treten soll, kann oder muß.

Man muß es, wenn die Einmischung den Behandlungserfolg gefährdet. Man sollte es, wenn es sich um Kollegen handelt, die die durch eine Amtsaufgabe oder den begrenzten Auftrag des behandelnden Arztes gesetzten Kompetenzen überschreiten. Ansonsten aber tut man gut daran, die direkte Auseinandersetzung mit störenden Dritten zu vermeiden.

Haben Dritte dem Patienten Ratschläge gegeben, welche dem Behandlungsplan des Arztes zuwiderlaufen, so wird man dies mit dem Patienten sachlich besprechen; läßt sich die Schwierigkeit auf diese Weise nicht ausräumen, so wird man die weitere Behandlung ablehnen. Dabei sollte der Arzt nicht überempfindlich reagieren. Das Bedürfnis des Patienten, Dritte in seiner Angelegenheit zu befragen und damit deren Einwirken zu provozieren, ist begreiflich und öfter Zeichen einer existentiellen Unsicherheit oder Ängstlichkeit.

Es gibt eine neurotische Frage- und Umfragesucht der Patienten. Dann liegen gewöhnlich psychopathologische Symptome vor, den daraus kommenden Störungen darf man sich nicht widerstandslos aussetzen. Es gilt hier aber klar zu trennen gegenüber den ängstlichen Patienten mit anankestischen Zügen.

Eine besondere Situation entsteht, wenn ein zur Mitbehandlung herangezogener Kollege dem Patienten einredet, eine andere Behandlung als die verordnete durchführen zu lassen. Hier führt eine kollegiale Aussprache meist zum Ziel. Wenn nicht, wird man sich beim Patienten vergewissern, wem er das Vertrauen schenken will, und dann entsprechend reagieren.

Es kann angebracht sein, die Verantwortung für die Behandlung partiell abzugeben, etwa an einen Spezialisten. Beginnt dieser mit einer Therapie, mit der aber der behandelnde Arzt nicht einverstanden ist, so kann es zu Schwierigkeiten kommen. Häufig wird die Überweisung an den Spezialisten nicht präzisiert (siehe Band „Die Allgemeinpraxis", S. 60). In diesem Falle kann es dann durchaus der behandelnde Arzt sein, der sich in die Entscheidung des Spezialisten einmischt. So wird dann er selbst zum störenden Dritten.

Ingomar Leitner

Verhalten bei Arztwechsel

Gründe für den Arztwechsel

Sehr verschiedene Gründe können den Patienten veranlassen, den Arzt zu wechseln:

a) Die moderne Medizin fordert den häufigen Wechsel des Arztes (mit Wissen und Zustimmung sämtlicher Beteiligter).

b) Der Patient ist wegen verschiedener Erkrankungen bei mehreren Ärzten gleichzeitig in Behandlung.

c) Der Arzt lehnt die Behandlung ab und überweist den Patienten an einen anderen Arzt.

d) Der Patient ist mit seinem behandelnden Arzt unzufrieden und wechselt zu einem anderen.

Allein die letzte Form, die eigenartigerweise selten im diagnostisch-therapeutischen Bereich liegt, kann den Arzt als emotionales Trauma treffen. Wie soll sich der Arzt verhalten? Gibt es hier überhaupt richtungweisende Auffassungen?

Psychologische Momente

Für einen abrupten, möglicherweise sogar aggressionsgeladenen Bruch zwischen Patient und Arzt sind fast immer psychologische Momente ausschlaggebend. Die Gründe lassen sich häufig nur sehr mühsam eruieren. *Dritte Personen spielen dabei oft eine wichtige Rolle.* Die Reaktionen des Arztes werden gelassen sein, wenn er erkennt, daß seine eigenen Gesten, seine Worte, sein Tonfall, seine Bemerkungen, Ratschläge und viele andere scheinbar nebensächliche und unbedeutende Äußerungen auf einen Patienten treffen, der eine ganz bestimmte Einstellung dazu hat oder eine bestimmte Reaktion darauf zeigt. Gleiche Begriffe haben nicht immer den gleichen Inhalt. Dem einen Wertvolles, Erstrebenswertes, stiftet bei dem anderen belastende Unruhe. Man denke nur an das banale Fettsuchtproblem. Ein ungeschicktes Wort, und der Patient ist zutiefst beleidigt. Das Außerachtlassen psychologischer Zusammenhänge nimmt der Adipöse leicht krumm und reagiert vielleicht sogar mit depressiven Verstimmungen. Der behandelnde Arzt wird abgelehnt, sein Einfluß ist dahin.

Wie soll sich der Arzt dem abgewanderten Patienten gegenüber verhalten, der nicht aus böswilligen Gründen weggeblieben ist? Langjährige Erfahrung bestätigt, daß es richtig ist, solche Vorfälle nicht als schwerwiegend anzusehen oder gar zu dramatisieren. Man kann versuchen, jeden Fall exakt zu analysieren, und dabei bedenken, daß der Patient das Recht hat, sich den Arzt seines Vertrauens zu suchen.

Eine andere Situation ist gegeben, wenn ein Patient wechselt und unwahre Behauptungen und Gerüchte äußert, die dem Arzt schaden können. Bei solchen Patienten handelt es sich öfter um *psychisch Erkrankte*. Sie kommen oft nach zwei oder drei Jahren wieder zurück. Dann empfiehlt es sich, konsequent zu bleiben und die Behandlung abzulehnen. Der Arzt in der BR Deutschland könnte sich dabei auf den § 1 Absatz 6 der Berufsordnung stützen: „Er kann die ärztliche Behandlung ablehnen, insbesondere dann, wenn er der Überzeugung ist, daß das notwendige Vertrauensverhältnis zwischen ihm und dem Patienten nicht besteht."

Hans Heinz Schrömbgens

Der sogenannte „leichte Fall" in der Allgemeinpraxis

Unterschiedliche Bezeichnungen

Die Erfahrung lehrt, daß ein großer Teil der Gesundheitsstörungen beim Menschen leicht verläuft. Die Skala reicht von der Unpäßlichkeit bis zur „Leichtkrankheit". Es haben sich für diese Erkrankungen, die zwischen 30 und 40% des Krankengutes in Allgemeinpraxen ausmachen können [1, 2], verschiedene Bezeichnungen eingebürgert:

kleine Erkrankungen [3],
Leichtkrankheiten [4].

Im deutschen Sprachgebrauch ist der Ausdruck

banale Erkrankung

weit verbreitet [2]. Gelegentlich spricht man von „Bagatellverletzung", weniger häufig von

Bagatellerkrankung.

Im Englischen gebraucht man die Bezeichnung

minor illness,

im Französischen den Begriff

petit risque.

Definition des Begriffes „leichter Fall"

Das englische College of General Practitioners gibt als Definition für den Begriff minor illness an: „short duration and minimal disability".

Braun [1] charakterisiert die Bagatellerkrankungen folgendermaßen:

a) Die Gesundheitsstörung ist den beurteilenden Sinnesorganen leicht zugänglich.
b) Es handelt sich um Veränderungen, die man schnell sieht.
c) Die Gesundheitsstörung ist zu einem Diagnosebegriff der wissenschaftlichen Heilkunde in enge Beziehung zu bringen.
d) Die Gesundheitsstörung hat diagnostisch wenig „Konkurrenten".

In den weiteren Ausführungen zu diesem Problem wird das Wort „banal" verwendet, weil es die am häufigsten gebrauchte Bezeichnung ist.
Von den banalen sind diejenigen Fälle zu trennen, für die keine exakte wissenschaftlich fundierte Diagnose gestellt wird, weil

a) die Erkrankung leicht verläuft und eine Diagnose nicht möglich ist (die Symptome sind abgeklungen, bevor weitere Klärung möglich ist);
b) die Erkrankung aus der Erfahrung heraus als so leicht verlaufend eingestuft werden kann, daß eine teure, präzise Diagnose nicht nötig ist (z. B. ätiologische Suche nach dem Virus, das einen Schnupfen ausgelöst hat etc.).

Für den Patienten ist sicher jedes Leiden, jeder Schmerz, jede Unpäßlichkeit und jeder Druck seelischer oder körperlicher Art Anlaß, seine Beschwerden als ernste Leiden dem Arzt darzustellen. Aus seiner Sicht gibt es also keine „banalen" Erkrankungen. Auch der Arzt ist nicht berechtigt, von vornherein einen Fall als „banal" anzusehen [5]. Die Rubrizierung eines Krankheitsverlaufes unter „banal" ist immer erst im nachhinein vertretbar. Gelegentlich ist dies sogar erst nach Monaten möglich, wenn sicher ist, daß keine flüchtigen Anfangssysmptome einer schweren Erkrankung vorlagen.

Primär und sekundär banale Fälle

Die banalen Fälle kann man einteilen in die

primärbanalen und in die
sekundärbanalen Fälle.

Die primärbanalen sind diejenigen Fälle, die

schnell und zweifelsfrei

zu erkennen sind und die nur kurzfristiger Therapie bedürfen.

Die sekundärbanalen Fälle dagegen sind diejenigen, die über eingehende Untersuchungstechniken durch den Allgemeinarzt selbst, den Fachkollegen oder die Klinik – per exclusionem – nachträglich als „banal" klassifiziert werden konnten.

Abgrenzung zur Frühsymptomatik schwerer Erkrankungen

Der primärbanale Fall ist oft der maskierte schwere Fall. Von diesem Standpunkt aus kann man überzeichnet sagen:

Der banale Fall in der ärztlichen Praxis ist, wenn auch nicht der schwere, so doch oft der schwierige Fall.

Der Allgemeinarzt hat es in einem nicht geringen Prozentsatz mit indifferenten Beschwerden zu tun, die oft nach wenigen Tagen, seltener nach Wochen, wieder völlig abgeklungen sind. Die Frage, ob es sich um flüchtige Befindensstörungen gehandelt hat oder ob es erste uncharakteristische Störungen ernster Erkrankungen waren, läßt sich manchmal erst nach Wochen oder sogar erst nach Monaten der Beobachtung rückblickend erkennen. Damit ist man im Gebiet der *Frühsymptomatik*, die bislang wissenschaftlich nur wenig beachtet worden ist.

Die Frühsymptomatik der schweren Krankheiten hebt sich nur in äußerst feinen Nuancen von den Bagatellfällen ab. Die Kunst, die Frühsymptome schwerer Krankheiten von den Bagatellfällen zu trennen, erlernt der junge Arzt langsam in seinen ersten Praxisjahren und oft unter schmerzlichen Erfahrungen. Die Schwierigkeiten, unklare Beschwerden

> einerseits als sicher „banal" herauszuarbeiten,
> andererseits die diagnostischen Bemühungen

auf das Notwendige zu beschränken, wie es der gesetzliche Träger der Krankenversicherung fordert, sind jedem Allgemeinarzt hinreichend bekannt.
Die Klinik sieht die „Leichtkrankheiten" nicht oder sehr selten. *Die Tätigkeit an einer Klinik kann den jungen Arzt daher kaum auf diese schwierige Aufgabe vorbereiten.*

Der Medizinstudent sollte sich im Rahmen der Pflichtfamulatur ein Bild darüber machen,

- welche zahlenmäßige Rolle die Leichtkrankheiten (Bagatellerkrankungen) spielen,
- welche große Rolle sie für die Krankschreibung haben,
- in welchem Maße die Beschwerden bei Leichterkrankungen abhängig sind von der soziologischen Rolle des Patienten,
- wie sie medikamentös zuverlässig angegangen werden können,
- wie sich ihre Symptomatik überschneidet mit der Frühsymptomatik schwerer Erkrankungen.

Literatur

1. Braun, R. N.: Lehrbuch der ärztlichen Allgemeinpraxis. München: Urban und Schwarzenberg 1970
2. Franke, M.: Bagatellerkrankungen. Med. Welt *20*, 2728 (1969)
3. Hunter, A. T.: Die ambulante Behandlung als Lehrgegenstand (aus dem Familiengesundheitszentrum in Ontario/Canada). Ärztl. Praxis *24*, 64 (1972)
4. Rothschuh, K. E.: Prinzipien der Medizin. München: Urban und Schwarzenberg 1965
5. Schrömbgens, H. H.: Die banale Beratungsursache in der Allgemeinpraxis. Dtsch. Ärztebl. Heft *69*, 2721 (1972)

Hans Heinz Schrömbgens

Der alte Mensch als Patient

Veränderung der Lebenserwartung

Im Laufe der letzten 100 Jahre hat sich in Europa die mittlere Lebenserwartung nahezu verdoppelt; sie liegt inzwischen bei über 70 Jahren (Abb. 18).

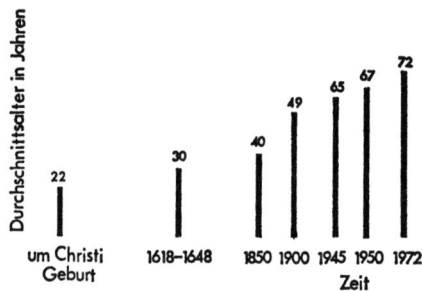

Abb. 18. Durchschnittliche Lebenserwartung der Menschen zur Zeit Christi Geburt, zur Zeit des Dreißigjährigen Krieges und zwischen 1850 und 1972

Man spricht heute von einer Dreistufung des Lebens und meint damit

die Kinder- und Jugendzeit,
das Berufsleben und
das Alter.

Durch die erhöhte Lebenserwartung hat sich der Patientenkreis aus der dritten Gruppe stark erweitert und verdient somit stärkere Beachtung.
Mit zunehmendem Alter wächst die Zahl der durchgemachten Schäden und Krankheiten, zugleich wächst der Umfang der Altersveränderungen. Rustmeyer [2] gibt an, daß bei den über 65jährigen ärztlich behandelten Menschen im Durchschnitt 3,7 gleichzeitig vorliegende Krankheiten diagnostiziert wurden, gegenüber 1,2 bei den unter 45jährigen.

Altersveränderungen

Nicht immer sind die von alten Menschen geklagten Beschwerden Zeichen von Erkrankungen, sondern oft Symptome von Altersveränderungen, z. B.

Verdauungsstörungen durch mangelhafte Kaufähigkeit, Pankreasinsuffizienz oder Achylie,

schmerzhafte Bewegungsbehinderungen durch degenerative Veränderungen am Bewegungsapparat,

rasche Ermüdbarkeit,

zunehmende Vergeßlichkeit,

Schwindel, Kopfschmerzen und Kältegefühl in den Beinen als Folgen der Arteriosklerose.

Diese Beschwerdebilder sind oft wenig charakteristisch, ihre Erforschung ist Gegenstand der Gerontologie (Geriatrie ist dagegen die Erforschung der Alterskrankheiten). Neben den durch Alterung von Organen und Geweben ausgelösten Beschwerden sind für das Altern auch bestimmte arteriosklerotische *Wesensveränderungen* charakteristisch:

zunehmende Gelassenheit,

Beschaulichkeit,

Weitschweifigkeit (Logorrhoe des Alters),

Vergeßlichkeit für später erworbenes Wissen,

Resignation,

Weinerlichkeit oder läppische Heiterkeit.

Bei der Anamnese und Untersuchung des alten Menschen wird vom Arzt im allgemeinen sehr viel Geduld und Einfühlungsvermögen verlangt. Die umständliche und weitschweifige Schilderung der vorgebrachten Beschwerden, die häufig weder ätiologisch noch lokal definiert werden können, läßt die noch vorhandene geistige Beweglichkeit in etwa abschätzen.

Schlafstörungen stellen sich bei näherem Zuhören als die physiologische Schlafverkürzung im Alter heraus. Anstelle einer Barbituratgabe kann ein mildes Sedativum als Verordnung ausreichen. Darüber hinaus wird die Aufklärung des Patienten über die Normalität der kürzeren Schlafdauer im Alter ihn zumindest beruhigen.

Appetitmangel, ausgelöst durch die herabgesetzte Sekretion im Magen-Darm-Abschnitt, ist durch medikamentöse Substitution zu bessern. Doch sollte man bedenken, daß die säurelockenden Gewürze oft reizvoller sind als Tabletten, die der Patient als „Medizin" empfindet.

Der Hinweis auf die beim alten Menschen notwendige Umstellung der *Ernährung* von Kohlehydraten und Fetten auf hochwertige Eiweiße und Nahrungsmittel, die Vitamine und Spurenelemente enthalten, also Fleisch, Gemüse und frisches Obst, ist wichtig.

Überernährung kann für den alten Menschen gefährlich werden. Die Umstellung der Ernährung ist in der Regel sehr schwierig, weil es immer Rückfälle in die alten eingefahrenen Eßgewohnheiten gibt.

Der *vita sexualis* muß man auch Beachtung schenken. Bei einer Generation, die darin noch durch ein Tabu-Denken belastet ist, wird es nicht immer leicht sein, diese Frage sachlich zu besprechen. Andererseits erhofft sich manch ein alter Patient Rat und Hilfe vom Arzt in dieser Frage. Die möglichst lange Erhaltung der sexuellen Vitalität beider Ehepartner ist eine Forderung, der mit psychologischer Beratung, praktischen Ratschlägen und, wenn nötig, mit hormoneller Therapie entsprochen werden muß. Der Angst mancher Frauen vor einer unerwünschten Spätkonzeption kann durch Verordnung von Ovulationshemmern begegnet werden.

Arteriosklerose: Bei jedem älteren Patienten sollte man auf Risikofaktoren für die Arteriosklerose achten und deshalb

laufend Blutdruckmessungen durchführen,
von Zeit zu Zeit Augenhintergrunduntersuchungen, ferner
Bestimmungen des Fettstoffwechsels, des Blutzuckers und der Harnsäure.

Palpation der großen peripheren Gefäße und Suche nach Strömungsgeräuschen über Aorta, Femoralis und Karotis und die Feststellung des Gewichts sollten nicht fehlen.
Richtige Ernährung, gegebenenfalls Gewichtsreduktion, körperliche Betätigung, medikamentöse Unterstützung und das nur allzuoft schwer durchführbare Verbot von Nikotin sind Maßnahmen, die Arteriosklerose zu stoppen und in die Physiosklerose zurückzuführen.

Erkrankungen des Bewegungsapparates, wie Spondylosen und Arthrosen, können wir ätiologisch nicht beeinflussen, aber

medikamentös,
medico-mechanisch,
elektrotherapeutisch und bei ausgeglichenem Kreislauf auch
balneologisch

behandeln. Entscheidend ist der stetige Hinweis, daß „rostet, wer rastet", und manche Ankylose kann bei stetigem und geduldigem Hinweis auf diese Binsenweisheit vermieden werden.

Ein *Altersdiabetes* kann durch öfter durchgeführte Urinuntersuchungen und Zuckertoleranzproben frühzeitig entdeckt werden. Auch im Alter ist und bleibt die Diät die Grundlage einer Diabetes-Therapie. Gerade beim alten Menschen ist die Besprechung und Erläuterung einer entsprechenden Kost von entscheidender Bedeutung. Es wird gut sein, beim älteren Patienten bei solchen Besprechungen einen Angehörigen dabei zu haben, denn das Verständnis für die Berechnung von Kohlehydraten setzt eine gewisse geistige Aufnahmefähigkeit voraus, die man gelegentlich nicht mehr erwarten kann. Mit „Diät-Ausbrüchen" der Patienten muß man rechnen, zur Kontrolle braucht man öftere Bestimmungen der Stoffwechsellage. Diese Kontrollen sind zugleich ein psychologischer Faktor, der Patient fühlt sich dadurch „ärztlich betreut" (Homburger [1]).

Die Grundlage der ärztlichen Bemühungen um den alten Menschen ist und bleibt das Sich-Hinwenden und damit das Gespräch, womit wir neben dem notwendigen menschlichen Kontakt auch das Verständnis für manche ärztliche Maßnahme wecken können, die vom Patienten nur ungern erfüllt wird.

Der alte Mensch bleibt das „officium nobile" für jeden praktischen Arzt.

Literatur

1. Homburger, F.: Ärztliche Betreuung des Alternden und chronisch Kranken. Basel: Karger 1967
2. Rustmeyer, J.: Medizinische Probleme des Alterns. Goldmanns Wissenschaftliche Taschenbücher, Band Me 21 G

Arzt:	VERORDNUNG vom................197.......				
	für				
Arzneimittel	Dosierung	morgens	mittags	abends	nachts
Achtung! DOSETT-Arzneikassette für Kinder unerreichbar aufbewahren! Diese Verordnungskarte in die Rückseite Ihrer DOSETT-Arzneikassette einschieben!					

Abb. 19. Verordnungsblatt für die hausärztliche Betreuung. Älteren Menschen, die sich die Arzneiverordnung nur schwer merken können, kann man eine Arzneikassette mitgeben (Hersteller: Temmlerwerke)

Verordnungen für Medikament	vor/zum/nach Frühstück	vor/zum/nach Mittagessen	vor/zum/nach Abendessen	vor Schlaf

Bitte kommen Sie wieder am _____ um _____ Uhr

(Dieses Verordnungsblatt bitte mitbringen)   Arztstempel

Medikament	vor/zum/nach Frühstück	vor/zum/nach Mittagessen	vor/zum/nach Abendessen	vor Schlaf
Bitte kommen Sie wieder am ___ um ___ Uhr (Dieses Verordnungsblatt bitte mitbringen)				deutsch
Farmaco	prima/durante/dopo la colazione	prima/durante/dopo il pranzo	prima/durante/dopo la cena	prima di coricarsi
Si prega di ritornare il giorno ___ alle ore ___ (portando con sé il presente foglio di prescrizioni)				italienisch
Φάρμακο	πρό/κατά/μετά τό πρόγευμα	πρό/κατά/μετά τό μεσημβρινό φαγητό	πρό/κατά/μετά τό βραδυνό φαγητό	πρό τοῦ ὕπνου
Παρακαλεῖσθε ὅπως ξαναέλθετε στάς ___ τήν ___ ὥρα (Νά φέρετε καί αὐτό τό δελτίον ἐντολῆς)				griechisch
Medicamento	antes/con/después desayuno	antes/con/después comida	antes/con/después cena	antes de acostarse
Acuda a la consulta el día ___ a las ___ (Por favor, traiga esta hoja de prescripciones)				spanisch
Medikament	pred/uz/posle doručak	pred/uz/posle ručak	pred/uz/posle večeru	pred spavanje
Molim dodite opet na ___ u ___ sati (Molim donesite ovaj formular sa sobom)				jugoslawisch
İlaç	kahvaltıdan önce/ile/sonra	öğle yemeyinden önce/ile/sonra	akşam yemeyinden önce/ile/sonra	uyumadan önce
Lütfen ___ tarihinde, saat ___ de tekrar geliniz (Bu kâğıdı beraberinizde getiriniz)				türkisch

Abb. 20. Einfaches Verordnungsblatt in Postkartengröße für die ambulante ärztliche Behandlung, die Rückseite enthält die Medikationsanordnungen in fünf verschiedenen Sprachen und die Angabe über die Wiederbestellung (Versand durch Bayer, Leverkusen)

Wolfgang Zander

Der psychosomatisch Kranke

Krankheitsbilder, bei denen eine wesentliche Mitbeteiligung psychogener Ursachen als gesichert angesehen werden kann, werden als psychosomatische Erkrankungen bezeichnet. Unter diesen Erkrankungsbegriff fallen insbesondere die verschiedenen Formen

> der Neurodermatitis,
> des Asthma bronchiale,
> der Ulkuserkrankungen des Magens und Duodenums,
> der Anorexia nervosa,
> der Colitis mucosa und ulcerosa,
> der Thyreotoxikose,
> der „Herzneurosen"
> der essentiellen Hypertonie und
> der rheumatischen Arthropathien.

Die psychoanalytische Forschung beschäftigt sich darüber hinaus mit einer Reihe weiterer internistischer Erkrankungen, bei denen ebenfalls psychogene Faktoren eine Rolle spielen können.

Psychosomatische Zusammenhänge

Daß seelische Vorgänge von körperlichen Reaktionen begleitet werden, ist allgemein bekannt. Wir wissen heute, daß die somatischen Reaktionen auf dem Wege über das Zwischenhirn und von dort entweder über das vegetative Nervensystem und/oder das Endokrinium zustandekommen. Charakteristisch für alle diese Körperreaktionen ist es, daß sie in dem Maße zurückgehen, wie der seelische Erregungszustand abklingt. Kommt es jedoch infolge neurotischer Mechanismen zur seelischen Dauererregung, so bleiben auch die körperlichen Begleiterscheinungen bestehen. Es bildet sich ein über das physiologische Maß hinausgehender Irritations-Zustand aus, d. h. das Bild einer psychogenen funktionellen Organstörung. Bleibt diese lange genug erhalten, so kann sie allmählich zu irreversiblen Schädigungen führen. In der Folge entsteht oft ein verhängnisvoller Circulus von Ursache und Wirkung, der dann unabhängig von den primären psychischen Ursachen ein Eigenleben führen kann und dann oft nicht mehr allein durch psychotherapeutische Maßnahmen behoben werden kann, sondern medikamentöse und manchmal auch chirurgische Therapien erforderlich macht.

Psychodynamik neurotischer Erscheinungen

Für die Psychodynamik neurotischer Zustandsbilder gibt es verschiedene Modellvorstellungen, die aber alle darin einig sind, daß seelische Dauerspannungen immer dann auftreten, wenn innerpsychische Affekte nicht zur Abfuhr gelangt sind. Hierbei spielt die Verdrängung eine entscheidende Rolle. Unbewältigte Situationen mit angstbesetzten Triebregungen werden ins Unbewußte verdrängt, jedoch nicht beseitigt. Von ihrem unbewußten Zustand aus behalten sie weiterhin störenden Einfluß sowohl auf den psychischen Erlebnisbereich wie auf die körperlichen Funktionsabläufe.

Jeder Mensch kommt immer wieder in den Zustand der Antinomie, d. h. in das Spannungsfeld zweier entgegengesetzter Tendenzen. Jeder Tag bringt derartige Probleme gewichtiger und nebensächlicher Art. Hat man seine Antriebskräfte frei zur Verfügung, so kann man bewußt über derartige Fragen entscheiden. Ist ein Teil der inneren Bedürfnisse aber verdrängt, so werden diese bei weitem weniger befriedigt, als sie innerlich verlangen, und die Affektimpulse bleiben in Spannung.

Die stets bescheidene Mutter, die alles für ihre Familie und nichts für sich selber will, erlebt kaum bewußt ihre Enttäuschung, wenn sie zu Weihnachten leer ausgeht, aber im Unbewußten senden ihre ungesättigten, verdrängten Wünsche weiterhin ihre Impulse sowohl in den seelischen wie auch in den körperlichen Bereich und halten beispielsweise ihre Magenfunktion in ständiger Erregung.

Dieses Beispiel ist vereinfacht, die realen Lebenssituationen sind komplexer, arbeiten aber nach dem hier aufgezeigten Modell.

Entstehung seelischer Fehlentwicklung

Für das Zustandekommen neurotischer Strukturbilder sind verschiedene Faktoren wirksam. Freud und seinen Mitarbeitern waren die verdrängten sexuellen Bedürfnisse und Phantasien aufgefallen, und sie hatten in ihren ersten Konzepten jedes neurotische Symptom als Folge einer Sexualverdrängung aufgefaßt. Wir wissen heute, daß die innerpsychische Dynamik bei der Entstehung neurotischer Zustandsbilder umfassender ist und sehr verschiedene Wurzeln hat. Obgleich man von psychoanalytischer Seite dem Umweltfaktor eine dominierende Rolle einräumt, ist man sich dessen bewußt, daß auch in anlagemäßigen Bedingungen Entstehungsursachen für eine spätere Neurose zu suchen sind. Vor allem wird angenommen, daß eine besondere Vitalität auf dem Gebiet der
    Empfindungsfähigkeit (Hypersensibilität),
    des motorischen Betätigungsdranges (Hypermotorik) und
    eine gesteigerte, anlagemäßige Hypersexualität
dazu geeignet sind, vermehrt auf Verbote und soziale Grenzen zu stoßen. Die von Alfred Adler hervorgehobene Organminderwertigkeit hat sicherlich eben-

falls Bedeutung für die Neurosenentstehung, besonders wenn sie zu einer erschwerten Kontaktaufnahme führt, wie es z. B. in extreme Fälle angeborene Schwerhörigkeit bzw. Kurzsichtigkeit mit sich bringen. Weiterhin sind von nicht unerheblicher Wirksamkeit alle schweren körperlichen Verunstaltungen, die (beispielsweise Hasenscharte, Wolfsrachen usw.) zur Ablehnung durch die Umwelt führen.

Primärursachen für neurotische Strukturentstehung

Nach psychoanalytischer Auffassung liegen aber die Hauptursachen für die Entstehung einer neurotischen Persönlichkeit in den ersten fünf bis sechs Lebensjahren. Entscheidend sind also alle Störfaktoren, die in den ersten sechs Lebensjahren Einfluß ausüben können. Diese sog. Primärursachen können wir nach Entwicklungsphasen differenzieren. Eine gestörte Entwicklung der menschlichen Antriebe tritt immer dann ein, wenn entweder Härtefaktoren in der Erziehung – Strafen oder Liebesentzug – Angst auslösen und dadurch die freie Entwicklung blockieren, oder wenn starke Verwöhnung es dem Kind unmöglich macht, Eigenimpulse und Aktivitäten zu entwickeln. Wir unterscheiden
die intentionale, sensorische Phase,
die orale Phase,
die anale und motorisch-aggressive Phase,
die urethrale und frühe genitale Phase.

Die intentionale, sensorische Phase

Schon während der allerersten Lebenszeit, die wir die intentionale oder sensorische Phase nennen, beginnt das Kind aktiv mit seinen Sinnesorganen auf die Welt zuzugehen, um sich eine vertrauensvolle, autarke, gefühlssichere Einstellung zur Umwelt zu erobern. Störungen in dieser Phase führen zu schizoiden Persönlichkeitsmerkmalen, mit gefühlsmäßiger Unsicherheit bis zu völliger Gefühllosigkeit im Erleben der Umwelt.

Die orale Phase

In der zweiten, der oralen Entwicklungsphase, erlebt der Säugling beim Gestilltwerden das Modell für alle späteren Möglichkeiten des Sattwerdens und des Genießens. Beim Selber-Essen erwirbt er auch aktive Möglichkeiten der Befriedigung. Störungen in dieser Phase führen nicht nur zu einem pathologischen Verhältnis zu den materiellen Gütern, sondern im übertragenen Sinne auch zu Aufnahmestörungen für geistige Objekte. Die orale Phase ist auch die

Zeit, wo die erste Kommunikation mit einem personalen Du, meist der Mutter, hergestellt wird. Hier führen Störungen häufig zur Ausbildung einer depressiven Neurosestruktur.

Die anale und die motorisch-aggressive Phase

In die anale Phase fällt in erster Linie die Sauberkeitsentwicklung. In die anschließende motorisch-aggressive Phase fällt das erste Trotzalter. Hier dominieren die Probleme
- des Hergebens und Behaltens,
- der Ordnung und Pünktlichkeit,
- des aggressiven Durchsetzens,
- der ersten Anforderungen und stärkeren Verbote durch Erziehungspersonen.

Die Chancen dieser Zeit liegen in der Entwicklung einer individuellen, unabhängigen, selbständigen Persönlichkeit, die Gefahren in Richtung zwangsneurotischer Persönlichkeitsmerkmale mit
- Unterwürfigkeit, ängstlichem Haften am Vorgeschriebenen
- oder in ständigem Oppositionsgeist.

Die urethrale und die frühe genitale Phase

In den beiden folgenden Entwicklungsphasen, die wir die urethrale und die frühe genitale nennen, wird das Interesse des Kindes über die jetzt ins Blickfeld rückende Funktion der Harnentleerung erstmalig betont auf die Geschlechtsorgane gelenkt. Die kleine Persönlichkeit erfährt eine weitere Reifung dadurch, daß sie aus der magischen Welt heraustritt und mit Hilfe von Intellekt und Ratio vorher aufgenommene Erfahrungen kausal zu verknüpfen beginnt. Das sog. Fragealter beginnt, die Differenzierung nach dem Woher und Wohin und somit auch die Frage nach der Entstehung der Kinder. Geschlechtssicherheit und Realitätsprüfung befähigen bei gesunder Entwicklung zu einer späteren reifen, interdependenten, unabhängigen Persönlichkeit, die zu echter Partnerbeziehung imstande ist. Störungen in dieser Zeit bahnen eine hysterische Entwicklung an, in der der Mensch seiner Wunschwelt und Eigenwilligkeit lebt. Unsicherheit in seiner eigenen Geschlechtsrolle und Lücken in realitätsgerechten Kenntnissen und Fähigkeiten führen zu einem Rollenspiel als Ersatz für Können und zu Koketterie als Ersatz für echte Partnerbeziehung.

Die ödipale Phase

Das heranwachsende Kind kommt nun in die Lage, ganzheitliche geschlechtsspezifische Kontakte zu den Personen seiner Umgebung aufzunehmen und erste Partnerbeziehungen zu probieren. Es tritt damit in die sog. Ödipussituation ein, in der die Rivalität mit dem gleichgeschlechtlichen und die Hingabe an den gegengeschlechtlichen Elternteil gewagt wird. Je nachdem, ob die ersten frühkindlichen Entwicklungsphasen geglückt oder gestört durchlaufen wurden, wird das Kind diese erste „ganzheitliche Bewährungsprobe" bestehen oder an ihr scheitern, und von da her ist die so besonders hervorgehobene Bedeutung gerade dieser Phase berechtigt.

In der Pubertät, um dies kurz anzufügen, wiederholt der Heranwachsende nochmals in einem reiferen Stadium alle bisherigen frühkindlichen Stadien. Die sexuelle Entwicklung kommt jetzt erst zu ihrer endgültigen Form.

Neurotische Mischstrukturen

Es ist wichtig, zu wissen, daß wir bei der Beurteilung der Entwicklung und der Fehlentwicklung der menschlichen Persönlichkeit selten ganz reine Formen vorfinden, sondern daß wir es eigentlich immer mit Mischformen zu tun haben. Die Darstellung der reinen Strukturformen hat also nur didaktischen Wert. Die Mischstrukturen haben wahrscheinlich sogar ihre ganz besondere Bedeutung; denn die hierbei entstehenden verschiedenartigen psychodynamischen Spannungsfelder scheinen den spezifischen Boden für die einzelnen, eingangs genannten psychosomatischen Erkrankungen abzugeben. Die Anschauungen über die Zuordnung der psychosomatischen Erkrankungen zu speziellen Neurosenstrukturen sind aber augenblicklich so im Fluß, daß auf eine Darstellung hier verzichtet werden muß.

Ausbruch der manifesten Neurose

Es erscheint wichtig, nochmals darauf hinzuweisen, daß in den ersten Lebensjahren sich lediglich eine neurotische Struktur entwickeln kann, die sich in den folgenden Jahren dann oft noch durch gleichbleibendes Milieu oder infolge immer wieder gemachter, ähnlicher Erfahrungen stabilisiert. Damit besteht noch keine manifeste Neurose. Im Gegenteil kann ein Mensch ein ganzes Leben lang eine nicht unerhebliche neurotische Struktur mit ihren entsprechenden Fehlerlebnis- und Fehlverhaltensweisen besitzen, ohne jemals Symptome von Krankheitswert zu bekommen.

Diese treten erst dann auf, wenn die präformierte Persönlichkeit in Situationen gerät, denen sie infolge ihrer neurotischen Einengung und Deformierung nicht gewachsen ist. Wenn also beispielsweise ein ständig auf Bescheidenheit und Gehorsam gedrilltes Mädchen, das bisher in dem zwar autoritären, aber doch auch versorgenden Elternhaus gelebt hat, plötzlich in beruflichen Situationen gezwungen wäre, sich durchzusetzen, so ist sie dazu nicht in der Lage. Sie wird ständig von Kolleginnen überrundet und ausgenutzt. Dann wird eine solche Belastung zu einer sog. auslösenden Situation, d. h. sie bewirkt infolge

der Unmöglichkeit einer anderen Lösung den Ausbruch einer neurotischen Erkrankung.
Erst jetzt, wenn dieser so in die Zwickmühle geratene Mensch entweder psychische Symptome wie Angst, Depression, Zwangsgedanken oder Depersonalisationserscheinungen, oder auch ein psychosomatisches Krankheitsbild produziert, sprechen wir von einer manifesten Neurose. Diese tritt oft zunächst nur vorübergehend auf, bis dann die weiter bestehenden oder immer wieder auftretenden ähnlichen Situationen die neurotische Erkrankung zu einem Dauerzustand werden lassen.

Wolfgang Zierhut

Der Dissimulant

Der Begriff Dissimulation

Wenn ein Kranker versucht, Gesundheit vorzutäuschen oder sich Symptome ausredet, so spricht man von Dissimulation. Eine Dissimulation liegt auch dann vor, wenn eine Besserung eines Krankheitszustandes behauptet wird, obgleich weder subjektiv noch objektiv eine Besserung vorliegt.
Dissimulation findet man nicht selten bei *Geistesgestörten,* die für gesund erklärt werden möchten, ferner bei *Farbblinden* mit dem dringenden Wunsch, in den Verkehrsdienst aufgenommen zu werden.
Eine völlig andere Motivation liegt bei Dissimulation aus *wirtschaftlichen* oder *beruflichen Gründen* vor. Man findet sie

- bei Beamten oder Angestellten, die noch befördert werden möchten, und die fürchten, das Bekanntwerden einer Erkrankung könne dabei negativ zu Buche schlagen;
- bei Handwerksmeistern oder Selbständigen, die dem Betrieb nicht länger fernbleiben möchten, um nicht die Kontrolle zu verlieren;
- bei Landwirten, die ihren Hof noch nicht übergeben wollen.

Die Dissimulation sollte ebensoviel ärztliches Interesse beanspruchen wie die Simulation. Das Verkennen des Vortäuschens von Gesundheit ist in der Regel folgenschwerer als das Verkennen einer Simulation.
Die Simulation baut meist auf einer neurotischen Persönlichkeit auf, die Dissimulation – soweit sie nicht beruflich oder wirtschaftlich indiziert ist – hat eher Beziehungen zur Schizophrenie und zur Depression.
Beim Verkennen einer Simulation liegt eine der Verantwortlichkeiten des Allgemeinarztes gegenüber der Allgemeinheit (z. B. einem Betrieb oder einer Versicherung), bei der Dissimulation ausschließlich gegenüber dem Patienten selbst.

Bagatellisierung

Das „Bagatellisieren" einer schon erkannten schweren Krankheit ist vielleicht eine Art psychischer Schutzeinrichtung vor der Verzweiflung oder dem Bewußtsein der Ohnmacht gegenüber dem Schicksalsverlauf. Wer erinnert sich da nicht jener Krebskranken, die, wenn sie den Ernst der Lage erfaßt haben, nie mehr darüber sprechen, und den Arzt mit anderen, nebensächlichen Krankheiten aufsuchten, die sie sonst wohl nicht beachtet hätten. In Wirklichkeit kommen sie in die Sprechstunde wegen der Haupterkrankung und sie wollen nur so nebenbei auch hören, „daß es so schlimm ja nicht sei". Es gibt Fälle, wo es bis zum völligen Ignorieren einer schwerwiegenden Diagnose kommt. Durch die Ungeschicklichkeiten eines Angestellten einer Krankenkasse erhielt ein Patient eines Tages die infauste Erkrankung schriftlich mitgeteilt. Er ignorierte die Mitteilung völlig, obwohl er früher ein recht ängstlicher, sehr auf seine Gesundheit bedachter Mann war.

Zu Fehldiagnosen kommt es bei jenen Patienten, die eine schwere Erkrankung in sich fühlen, sie aber nicht bestätigt haben wollen. Sie offerieren dann dem Arzt banale Beschwerden und nebensächliche Erscheinungen, nur um bestätigt zu erhalten, daß ihre Besorgnisse übertrieben waren, weil der Arzt, abgelenkt durch die Banalitäten, nichts von ihrem schweren Zustand feststellen konnte. Ähnlich wie bei der Simulation gibt es auch bei der Dissimulation Fälle, wo sich Patienten durch Dissimulation Vorteile aus Versicherungen oder Dienstverhältnissen verschaffen wollen. Patienten, deren lange Krankheitsgeschichte der Arzt kennt, erscheinen eines Tages zu einer Versicherungsuntersuchung und haben dann alles, was früher an Erkrankungen vorhanden war, vergessen. Mitunter werden auch bei Untersuchungen für Tätigkeiten, bei denen gewisse Mängel zum Ausschluß führen würden, Erkrankungen oder Leiden verheimlicht oder verborgen. Verkennt der Arzt solche Zustände, so kann das zu Schäden für die Allgemeinheit führen, aber auch zu Nachteilen für den Patienten selbst. Ein Beispiel hierfür:

Ein Patient wird nach einer 8tägigen Erkrankung an Husten zum Röntgen geschickt. Er sucht den Röntgenarzt jedoch nicht auf, erscheint auch nie mehr beim erstbehandelnden Arzt. Dieses Ereignis spielte sich kurz vor Weihnachten ab und der Patient hatte eine hohe Gratifikation zu erwarten. Jahre später hört der erstbehandelnde Arzt, daß sein Patient an einer weit fortgeschrittenen Lungentuberkulose litt, an der er inzwischen verstorben war. Er hatte erst nach 12 Monaten erneut einen Arzt aufgesucht, der ihn nicht mehr zu retten vermochte.

Ähnliche Motive der Dissimulation sind wahrscheinlich auch der Grund, warum von den in der BR Deutschland eingeführten Vorsorgeuntersuchungen mancherorts so wenig Gebrauch gemacht wird.

Fritz Geiger

Die Krankheit als Lebensinhalt

Die Bedeutung der sozialen Rolle

In der Sozialpsychologie versteht man unter der „Rolle" die Stellung des Individuums im sozialen Zusammenleben. Die Rolle bringt ein bestimmtes Verhalten mit sich, das *Rollenverhalten* [1]. Patienten, die immer wieder den Allgemeinarzt aufsuchen, ohne chronisch krank zu sein, wird man besser in ihrem Verhalten verstehen können, wenn man in die Beurteilung ihrer Beschwerden das Rollenverhalten mit einbezieht. Eine Person nimmt gewöhnlich mehrere Rollen an, z. B. als Familienvater, als Handwerker oder als Parteimitglied. Mit dem Krankenschein, der dem Patienten das Recht gibt, beliebig oft den Arzt aufsuchen zu können oder ihn an sein Bett kommen zu lassen, spielt ein Mensch die Rolle „Kassenpatient". Er trachtet in dieser Rolle nach einer Verwirklichung des vordergründigen Anrechts auf ärztliche, das heißt auch persönliche Zuwendung. Hinter den geklagten Beschwerden können sich verbergen

- Unzufriedenheit über den erreichten sozialen Status oder
- Angst vor den Forderungen des Berufes oder
- Verzweiflung oder Kummer über den Verlust des Lebensinhaltes.

Die Krankheit wird zur Rechtfertigung vor sich selbst und vor der Gesellschaft und zu einer Art „Zufluchtsort".

Krankheit und Sozialprestige

Der in der ambulanten ärztlichen Praxis tätige Arzt weiß, daß Krankheiten eine Art Stellenwert im „Sozialprestige" haben können. Der von seinen Mitbürgern vernachlässigte oder der vereinsamte Mensch sucht nach einem Ersatz für sein gesunkenes Sozialprestige. Wird keine andere Lösung gefunden, so wählt er den Weg über Krankheitsbeschwerden. Wenn der Arzt dem Patienten seine soziale Aufwertung nimmt, indem er ihn für gesund erklärt, kann er ihm ein Stück seines Lebensinhaltes nehmen.

Der Einfluß des Lebensalters

Bereits das Kleinkind kann die Rolle des „ständig Kranken" zu spielen lernen, wenn es zu der vielleicht berufstätigen Mutter nicht jene seelische und körperliche Bindung findet, die es zu seinem Wohlbefinden genauso braucht wie die tägliche Nahrung. Der Halsschmerz, der verdorbene Magen bringen ihm die ersehnte Zuwendung – nicht nur von seiten des Arztes – sondern vor allem der nunmehr besorgten Mutter. Wenn der Arzt hinter den rezidivierenden grippalen Infekten oder den Asthmaanfällen die Vereinsamung des Kindes erkennt, ist die Möglichkeit einer kausalen Hilfe gegeben. Ein offenes Gespräch mit den Eltern kann die falsche Wertskala, die oft von der Berufstätigkeit beider Eltern ausgeht, korrigieren. Das Heranwachsen eines kontaktarmen, zu neurotischen Reaktionen neigenden Menschen kann dadurch verhindert werden.

Bei Schülern und Schülerinnen, die immer wieder mit somatischen Beschwerden den Allgemeinarzt aufsuchen und bei denen trotz subtiler und aufwendiger Untersuchungstechnik kein organisch krankhafter Befund erhoben werden kann, liegt der Verdacht nahe, daß es sich um *„Krankheitsmasken"* handelt. Mit solchen Patienten sollte ein psychotherapeutisches Gespräch aufgenommen werden.

Die junge Frau, die trotz sorgfältiger Fluor-Behandlung mit einem Rezidiv-Fluor kommt, ist wahrscheinlich nicht organisch krank. Sehr viel wahrscheinlicher ist sie in ihrer Partnerschaftsbeziehung oder in ihrer Sexualbeziehung gestört. Bewußt oder unbewußt sucht sie im Arzt einen Ratgeber für die von ihr nicht ausgesprochene und vielleicht nicht einmal bewußte Störung in der ehelichen Partnerschaft oder in den sexuellen Beziehungen. Wird die Behandlung nicht durch psychagogische Maßnahmen ergänzt, so wird man die Patientin nicht auf die Dauer zu heilen vermögen.

Der Pensionist, der mit der Aufgabe seines Berufes auch seinen Lebensinhalt verloren hat, kommt zweimal wöchentlich in die Sprechstunde, obgleich er nicht im eigentlichen Sinne krank ist. Er hat mit der Pensionierung viele seiner früheren sozialen Bezüge verloren. An persönlicher Geltung hat er verloren, er fühlt sich als ein „unbedeutendes Rad", seine soziale Integrierung im Milieu ist geringer geworden. Der Verlust an Integrierung in der Gesellschaft kann bis zum Gefühl der Isolierung gehen und bis zur Vereinsamung. In solchen Situationen sucht er Zuflucht beim Hausarzt, dem immer neue somatische Beschwerden geschildert werden. In Wirklichkeit handelt es sich um maskierte Beschwerden. Vom Hausarzt erwartet der Patient Hilfe oder wenigstens Ansprache. Nachdem ohne Zutun des Patienten viele, manchmal auch fast alle familiären und verwandtschaftlichen Kontakte abgestreift sind, wird der Arzt zu einer Art „Familienersatz", mit dem man möglichst oft ein Gespräch führen möchte. Sicher wird sich der Arzt bemühen, die geklagten Beschwerden zu lindern. Es ist aber meist nicht möglich, dem Patienten die vermeintlichen Erkrankungen auszureden, selbst dann nicht, wenn die Beschwerden, die der Patient in den Vordergrund geschoben hat, wirklich ausgeheilt sind.

Therapie

Die Therapie kann nur symptomatisch sein, *das Hauptgewicht liegt auf der seelischen Betreuung*. Von vielen Autoren ist die Art der seelischen Betreuung der Patienten in der Allgemeinpraxis und die Aufdeckung psychosozialer Faktoren als sog. „kleine Psychotherapie" bezeichnet worden. Über die Bedeutung dieser Form der Therapie sagt Lippross: „Besonders die seelische Betreuung der Bevölkerung durch praktizierende Ärzte ist bezüglich ihrer sozialen Bedeutung vielfach unterschätzt worden. Bei richtiger Würdigung ist sie bedeutungsvoller als die ‚große Therapie' dramatischer Sonderfälle durch den Psychotherapeuten." [2]

Ob die aus dem Zusammenleben der Menschen resultierenden Probleme in der modernen Industriegesellschaft häufiger sind als in früheren Jahrzehnten mit noch behäbigerem Lebensstil, kann nicht beurteilt werden. Sicher ist, daß sich der Arzt heute immer öfter mit den Folgen soziogener Noxen auseinandersetzen muß.

Literatur

1. Fichtner, J. H.: Grundbegriffe der Soziologie. Wien: Springer 1969
2. Lippross, O.: Medizin und Heilerfolg. Frankfurt: Fischer 1971

Ingomar Leitner

Familiäre Konflikte als Krankheitsursachen

Gestörte Familienstrukturen

Bei Patienten, deren Beschwerden nicht mit organischen Alterationen in Zusammenhang gebracht werden können, muß auch an die Möglichkeit gedacht werden, daß den Beschwerden eine gestörte Familienstruktur zugrunde liegt. Solche Beschwerden können nur dann erfolgreich behandelt werden, wenn die Familie in die therapeutischen Bemühungen mit einbezogen wird.
Sind in einer Familie stärkere Konflikte vorhanden, ja vielleicht sogar eklatante Kontroversen, so braucht noch kein Defekt der Familie vorhanden zu sein. Erst das Unvermögen der Familienmitglieder, derartige Spannungen auszuhalten und miteinander zu klären, ohne einander zu verstoßen, spricht für eine *pathogene Familienstruktur*.
Weil Familienkonflikte meist nicht völlig in der Bewußtseinsebene verarbeitet werden, berichtet der Patient über körperliche Beschwerden. Von Störungen in der Familiengemeinschaft sagt er nichts. Es ist für den Allgemeinarzt aber nicht besonders schwierig, hinter solchen Beschwerden die Symptome der Familienstörung zu erkennen. Der Allgemeinarzt betreut in der Regel nicht nur Einzelpatienten, sondern ganze Familien und oft auch die Verwandtschaft und die Nachbarschaft und erhält so unaufgefordert zahlreiche Informationen über das Verhalten und die Verhältnisse im *Intim-Milieu* und hört nebenher von familiären Spannungen, Konflikten und Krisen. Schließlich erlebt er die Reifungsprozesse der heranwachsenden Generation oft über lange Zeit mit und beobachtet direkt teilnehmend das Zusammenleben oft mehrerer Generationen unter einem Dach oder in nächster Nachbarschaft. Im Laufe der Jahre sammelt der Allgemeinarzt auf diese Weise viele Eindrücke, die zwar in keiner Karteikarte zu finden sind, die sich dem Arzt jedoch als Engramme eingeprägt haben [1].

Ursachen familiärer Spannungen

Permanente Spannungen innerhalb einer Familie entstehen bevorzugt dann, wenn

zwischen den Ehepartnern ein Mangel an gegenseitiger Anpassung besteht, was viele Gründe haben kann, z. B.

- unterschiedliche Konfessionsherkunft,
- andersartige Schulbildung,
- konträre politische Meinungen,
- stark differente finanzielle Abhängigkeit,
  unverschuldete Kinderlosigkeit, die als Minderwertigkeit empfunden wird,
- stark abweichende kulturelle Interessen;
- unterschiedliche „Nestgewohnheiten" bestehen. (Ehekonflikte zwischen gesunden Partnern beruhen zu einem beachtlichen Teil auf Unterschieden, die durch das Elternhaus gesetzt wurden);
- *die Wahrung berechtigter individueller Interessen im Familienverband nicht möglich ist,* weil das dafür notwendige Maß an Intimität weder

materiell noch
raummäßig noch
geistig

geschaffen werden kann.

Um hier besseren Einblick zu erhalten, muß man sich mit dem Begriff der *Familienneurose* vertraut machen. Richter [3] hat dafür folgende Definition gegeben: „Eine Familienneurose liegt dann vor, wenn mindestens ein Gruppenmitglied manifest an neurotischen Symptomen erkrankt ist und wenn wenigstens eine weitere Person innerhalb des Familienverbandes dadurch in seiner Persönlichkeitsentwicklung unmittelbar negativ beeinflußt wird."
Es wäre eine Aufgabe des „Familienarztes", rechtzeitig und zielgerichtet in die gestörte familiäre Dynamik einzugreifen und die Entstehung von familiären Neurosen oder neurotischen Symptomen zu verhindern. Das ist ein schwieriges Unterfangen, gibt es doch dafür bisher kaum erprobte Regeln und Methoden. Erfolge beruhen zumeist auf Zufälligkeiten. Dabei dürfen diese Probleme nicht oberflächlich oder nebensächlich gesehen werden, wie dies leider geschieht. Wenn wir vermuten würden, daß eine Hausfrau deswegen eine hypochondrische Neurose hat, weil ihr Ehemann Alkoholiker ist, so widerspräche das den Erfahrungen der Tiefenpsychologie. Man muß untersuchen, was zutrifft: Entspricht die Partnerwahl dieser Patientin einem neurotischen Bedürfnis masochistischer Art, als Ergebnis ihrer eigenen Kindheitsatmosphäre oder ist ihr Mann Alkoholiker geworden aufgrund der spannungsgeladenen Familienatmosphäre, die seine Frau daheim geschaffen hat? Oder stammt der Alkoholismus aus oraler Frustration des Mannes in der Frühkindheit und die Partnerin wurde in der Hoffnung gewählt, daß sie den oralen Anspruch seiner Neurose befriedigen könnte, wobei sie versagt hat? Beide Male sieht die Situation verschieden aus und es wäre zu registrieren, hier besteht eine pathogene Familienneurose mit Symptomträgern und Auslösern.

Häufigkeiten

Bei der sorgfältigen Analyse einer Allgemeinpraxis durch Strotzka, Leitner und andere [5] konnte festgestellt werden, daß bei 15% aller Familien, die beim Allgemeinarzt in Behandlung standen, eine Familienneurose vorlag. In diesen Familien stammten die Partner wesentlich häufiger als in anderen Familien aus unterschiedlichen sozialen Schichten, auch Stadt-Land-Herkunft spielte als Faktor mit. Wahrscheinlich kam hier aber auch der Einfluß von neurotischen Motiven bei der Partnerwahl mit zum Ausdruck. Bei der erwähnten Praxisanalyse fanden sich bei 234 Fällen psychischer Erkrankungen folgende Störfelder als auslösende Ursachen:

	Störungsfeld	Häufigkeit
Familie 121mal	Ehe	41mal
	Kinder	34mal
	Eltern	23mal
	Mutter	13mal
	Vater	10mal

An Störungen am Arbeitsplatz wurden gefunden:

Arbeitsplatz 49mal	Überforderung	27mal
	Unbefriedigtsein	22mal

Es folgen die Sexualkonflikte mit   33mal

schließlich noch

	Versorgungsstreben	22mal
und	Alkoholabusus	9mal

Zusammenfassend läßt sich sagen, daß die psychischen Erkrankungen, die annähernd 15% des Krankengutes in einer Allgemeinpraxis ausmachen können, nur im Zusammenhang mit der pathogenen Subkultur der Familie verstanden werden können, innerhalb der sie entstanden sind. Diese Zusammenhänge sind bisher noch wenig erforscht.

Therapie

Als Therapie bei Familienverhaltensstörungen hat Luban-Plozza [2] empfohlen:

- Der Arzt sollte, wenn er den Eindruck hat, daß ein „Präsentiersymptom" einer Familienverhaltensstörung vorliegt, geduldig abwarten, bis der Patient sprechen oder weinen oder böse werden kann;
- der Arzt sollte dabei nicht einfach „zudecken" oder zureden oder zerreden;

- er sollte keine Vorschriften zur Regelung des gesamten Familienlebens geben;
- er sollte den Leuten dazu verhelfen, Entdeckungen über ihre Gefühle zu machen;
- die Familie sollte merken, daß es besser ist, einmal pro Woche miteinander auszugehen, als jeden Tag am Familientisch Tranquilizer zu schlucken.

Ähnliche Empfehlungen hat Schmidbauer [4] gegeben:

- Der Arzt sollte seinen Einfluß und seine Überzeugungskraft dazu benutzen, den Familienmitgliedern ihre Hemmungen, ihr ängstliches Versteckspiel und ihre tendenziösen Mißverständnisse einsichtig zu machen;
- er sollte verhindern, daß die tatsächlichen Konflikte vom Patienten geleugnet, entstellt oder rationalisiert werden;
- er sollte gegen die Gewohnheit angehen, daß ein Teil der Familie zum Sündenbock gemacht wird;
- der Arzt sollte sich für Fragestellungen Zeit nehmen, er kann sich dabei sogar schwerfällig und pedantisch stellen und im Zweifelsfalle wiederholt fragen.

Wenn sich alle Familienmitglieder klarmachen, daß angebliche „Charakterfehler" erlernt und deshalb auch korrigierbar sind, ist schon viel gewonnen.

Literatur

1. Huygen, F. J. A.: Ehekonflikte, Eheprobleme im Blickfeld des Hausarztes. Stuttgart: Hippokrates 1966
2. Luban-Plozza, B., Pöldinger, W.: Der psychosomatisch Kranke in der Praxis. München: Lehmann 1971
3. Richter, E.: Patient Familie. Hamburg: Rowohlt 1970
4. Schmidbauer, W.: Kleine Psychotherapie. Planegg: Selecta 1970
5. Strotzka, H., Leitner, I. et al.: Kleinburg, eine sozialpsychiatrische Feldstudie. Wien: Österreich. Bundesverlag 1969

Paul Brandlmeier

Soziale Ursachen bei Krankmeldungen

Maladaption und gestörte persönliche Entfaltung

In den industrialisierten Staaten sind viele seit Jahrhunderten anerkannte Normen durch die technische und soziale Entwicklung gewandelt worden. Das hat zu zahlreichen und ganz verschiedenartigen *Spannungen zwischen Individuum und Umwelt* geführt. Diese Spannungen beruhen in der Mehrzahl auf sozialen Maladaptionen mit den Partnern

in der Familie,

in der Gemeinschaft,

am Arbeitsplatz

oder in Organisationen.

Jores hat solche Situationen als *„gestörte persönliche Entfaltung"* bezeichnet und als pathogenetischen Faktor beschrieben [4]. Die vom Patienten vorgebrachten Beschwerden signalisieren dann nicht organische Affektionen, sondern seelische Nöte. Es handelt sich um *psychosoziale Störungen*. Die körperliche Untersuchung ergibt keinen krankhaften Befund, auch die erfragte Anamnese gibt kaum Hinweise auf eine psychosoziale Störung. Aber der Arzt, der das Milieu des Kranken kennt, sollte sie relativ leicht konstatieren können.

Art der Beschwerden

Psychosoziale Störungen können auf zweierlei Art zu Krankmeldungen führen:

- Es werden früher schon vorhandene Beschwerden, die bisher bagatellisiert wurden, jetzt aktualisiert, z. B. Beschwerden wegen Myalgie, Varikosis, HWS-Syndrom, Obstipation. (Fehleinstellung und Mißmut wirken dann wie ein Vergrößerungsglas, durch das ein Symptom vergrößert gesehen wird (H. Sopp, Seite 68).

- Es werden funktionelle Beschwerden geäußert, wie sie in Tabelle 6 aufgezählt sind.

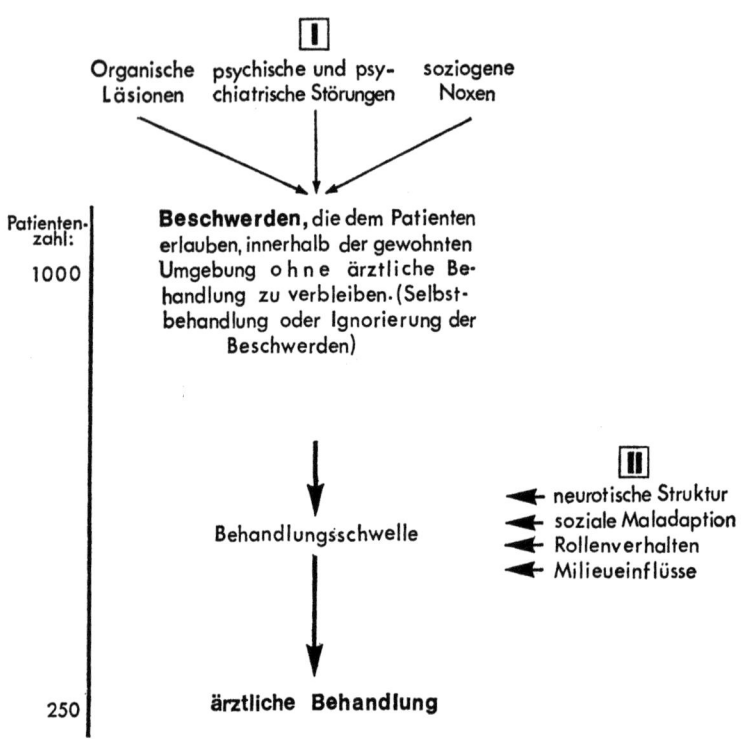

Abb. 21. Körperliche Beschwerden oder Störungen, wie sie in der Abbildung unter I aufgezählt sind, führen nicht in jedem Falle zu einer ärztlichen Behandlung. Sind jedoch Faktoren, wie sie unter II genannt sind, zusätzlich wirksam, so wird die Behandlungsschwelle (threshold of treatment) erreicht

Tabelle 6. Die häufigsten Symptome funktioneller Syndrome (v. Uexküll [14])

psychisch	somatisch
Innere Unruhe	Globus
Konzentrationsschwäche, Erschöpfbarkeit	Parästhesien (an Mund, Zunge oder Extremitäten)
depressive Stimmungslage	Atemhemmung
Angstzustände	Herzsensationen
Schlafstörungen	Aufstoßen in Salven

Nach den Schätzungen der Deutschen Gesellschaft für Arbeitsschutz [13] leiden 40% der vorübergehend Krankgeschriebenen in der BR Deutschland an streßbedingten funktionellen Störungen. Levi [7] ist der Ansicht, daß in den In-

dustriestaaten ein Drittel aller Krankheitstage auf Streßreaktionen zurückzuführen sind. Selye definierte den Streß als Reaktionsmuster des Organismus für die Anpassung an Umwelteinflüsse.
In Statistiken erscheint der Begriff „psychosoziale Störung" nicht, weil der Arzt in der Regel die Auswirkungen sozialer Störungen mit den Termini aus der ärztlichen Symptomatik etikettiert. *Der Arzt liefert für das Kranksein an der Gesellschaft eine medizinische Diagnose* (Abb. 21).

Krankmachende soziale Faktoren

In den letzten Jahren haben verschiedene Untersucher nachgewiesen, daß folgende Situationen zu einer Erhöhung der Krankmeldungen führen können:

schlechtes Arbeitsklima,
mangelnde Gerechtigkeit am Arbeitsplatz,
Spannungen zwischen den Menschen im Betrieb,
Frustrationen durch Akkordarbeit,
gestörte Bindungen an den Betrieb,
unterschiedlicher Ausbildungsgrad,
fehlende oder geringe Verantwortung am Arbeitsplatz,
unterschiedliche Belastung von Mietern und Eigenheimbauern,
Störungen aus disharmonischen Familien.

Schlechtes Arbeitsklima

Durch gezielte Fragen kann man erfahren, wie „wohl" sich ein Mensch an seinem Arbeitsplatz fühlt. Man formuliert die Fragen so, daß nur mit „ja" oder „nein" geantwortet werden kann, wobei „ja" direkt oder indirekt eine positive Einstellung zur Situation am Arbeitsplatz ausdrückt, „nein" eine negative Einstellung. Teilt man die Zahl der positiven Antworten durch die Zahl der negativen, so erhält man einen Wert, den Kellner [5] das Ungunstverhältnis nannte. Der Wert 0,00 zeigt ein sehr gutes Arbeitsklima an, der Wert 0,5 ein schlechtes. Es zeigte sich, daß die durchschnittliche Abwesenheit vom Betrieb wegen Erkrankung um so höher lag, je schlechter das Arbeitsklima in der Betriebsabteilung war (Tabelle 7).

Mangelhafte Gerechtigkeit am Arbeitsplatz

In einem Betrieb wird das Gefühl, gerecht behandelt zu werden, wesentlich davon abhängen, ob die Vorgesetzten unparteiisch zu den Mitarbeitern sind. Kellner [5] fand in Betrieben, in denen Vorgesetzte als parteiisch angesehen

Tabelle 7. Durchschnittliche Krankheitsdauer bei Arbeitsunfähigkeit infolge Erkrankung von Angehörigen verschiedener Betriebsabteilungen, aufgeschlüsselt nach dem Arbeitsklima dieser Abteilungen

Betriebs-abteilung	Ungunstverhältnis in der Abteilung	Durchschnittlich Tage krank
Montage II	0,00	7,4
Montage I	0,05	7,8
Schlosserei	0,09	8,4
Stanzerei	0,14	10,0
Putzerei	0,24	12,4
Emailliererei	0,25	10,3
Schreinerei	0,26	14,3
Reparatur	0,42	21,7

wurden, einen fast doppelt so hohen Krankenstand wie in Betrieben, in denen dies nicht festzustellen war (Tabelle 8).

Tabelle 8. Krankentage pro Jahr in Betriebsabteilungen, in denen „Parteilichkeit" des Vorgesetzten bejaht, und in Abteilungen, in denen das verneint wurde

	Krankentage pro Jahr
„parteiisch" verneint	9,0
„parteiisch" bejaht	17,0

Spannungen zwischen den Menschen im Betrieb

In der Betriebspsychologie bezeichnet man persönliche Spannungen im Betrieb als „Betriebsneurosen". Solche Spannungen haben ebenfalls Einfluß auf den Krankenstand [9]:

Keine innerbetrieblichen Spannungen	13,8 A-U-Tage pro Jahr
innerbetriebliche Spannungen	16,9 A-U-Tage pro Jahr
Vorhandensein ausgesprochener Störenfriede	35,1 A-U-Tage pro Jahr

(A-U = Arbeitsunfähigkeit wegen Erkrankung)

Frustrationen durch Akkordarbeit

Bei Akkordarbeit verrichtet ein Arbeitnehmer Tag für Tag dieselben Arbeitsvorgänge in einer festgesetzten Zeit. Diese Akkordarbeit schafft mehr Konfliktmöglichkeiten als andere Formen der Arbeitsleistung. Hinter dem Akkordarbeiter steht der Zeitnehmer. Wer den Akkord nicht halten kann oder will, steht unter Zeitdruck und Zeitzwang. Kellner fand bei Akkordarbeitern einen zweieinhalbmal höheren Krankenstand als bei anderen Arbeitnehmern [5].

Gestörte Bindung an den Betrieb

Man kann durch gezielte Fragen feststellen, wie fest sich ein Betriebsangehöriger an die Firma gebunden fühlt: „Würden Sie wechseln, wenn eine andere Firma Ihnen 50,— DM mehr im Monat für die gleiche Arbeit geben würde?" Man fand folgende Zusammenhänge:

Bindung	A-U-Tage pro Jahr
sehr fest	3,5
fest	5,1
mittel	9,7
lose	12,9

Hier muß man allerdings mit einkalkulieren, daß Arbeitnehmer, die 30 oder 40 Jahre im gleichen Betrieb tätig sind, zwar in einer festen Bindung zu ihrem Betrieb stehen, aber mit Zeichen von Verschleißkrankheiten öfter in ärztlicher Behandlung stehen können.

Unterschiedlicher Ausbildungsgrad

Das Verhältnis Ausbildungsgrad und Morbidität untersuchte Stirn [12], dessen Statistiken 21,6 A-U-Tage im Jahr für Arbeiter und 12,0 A-U-Tage für Angestellte aufzeigen. Auch bei den Arbeitern allein fanden sich deutliche Unterschiede je nach Ausbildungsgrad (Tabelle 9).

Tabelle 9. Zahl der wegen Erkrankung erfolgten Arbeitsunfähigkeitsmeldungen pro Jahr, bezogen auf je 100 Arbeitnehmer, aufgegliedert nach dem Ausbildungsgrad der Arbeitnehmer

Ausbildungsgrad	Arbeitsunfähigkeits-Morbidität
gelernte Arbeitnehmer	80%
angelernte Arbeiter	105%
ungelernte Arbeiter	145%

Unterschiedliche Verantwortung am Arbeitsplatz

Verantwortung belastet und spornt zugleich an. Verantwortung wird nicht nur von oben nach unten erteilt, sondern auch von strebsamen Charakteren oder vitalen Persönlichkeiten, wie sie in jeder Einkommensschicht vorhanden sind, gesucht.

Sopp [10] hat den Einfluß verantwortlicher Tätigkeit bei Metallschmelzern in der Eisenindustrie untersucht. Er fand, daß der Krankenstand linear von dem Verantwortungsgrad des Schmelzers abhing (Tabelle 10).

Tabelle 10. Zahl der Arbeitsunfähigkeitstage pro Jahr infolge Krankmeldung von Arbeitnehmern mit gleicher körperlicher Tätigkeit, aber unterschiedlicher Verantwortung am Arbeitsplatz

Personengruppe	Arbeitsunfähigkeitstage pro Jahr
Erste Schmelzer	15,4
Zweite Schmelzer	23,4
Dritte Schmelzer	27,5

In einem anderen Werk fand Sopp auch bei den ersten Schmelzern einen hohen Krankenstand. Dieses Werk hatte aus einer Art „Vorratswirtschaft" mehr qualifizierte Fachleute eingestellt, als es Arbeitsplätze hatte. Erste Schmelzer mußten häufig die Funktionen der zweiten oder sogar der dritten Schmelzer übernehmen. Gerade dieser „degradierte" Kreis erkrankte häufiger.

Sopp [11] hat weiter aus Erhebungen in einem großen Industriewerk den Verantwortungsgrad am Arbeitsplatz (nach dem System Euler-Steven) in Bezug gesetzt zur Zahl der Arbeitsunfähigkeitstage und eine deutliche Abhängigkeit gefunden (Tabelle 11).

Tabelle 11. Zahl der Arbeitsunfähigkeitstage (A-U-Tage) pro Jahr infolge Krankmeldung bei Betriebsangehörigen mit unterschiedlicher Verantwortung am Arbeitsplatz

Verantwortungsgrad	A-U-Tage pro Jahr
1-2 (niedrig)	23,6
3	23,3
4	18,2
5	21,9
6	19,3
7	16,8
8	14,6
9 (hoch)	14,7

Die Angehörigen der verschiedenen Gruppen der „Verantwortlichkeit" unterlagen den gleichen Einflüssen in bezug auf Ernährung, klimatische und meteorologische Faktoren, hygienische Einrichtungen, ärztliche Versorgung; alle waren denselben Zivilisationsgiften in gleichem Maße ausgesetzt.

Kellner [5] hat in einem Betrieb den Krankenstand bei Maschineneinstellern, informellen Gruppenführern und Arbeitern untersucht und fand folgende Zahlen:

	Krankentage pro Jahr
Maschineneinsteller	6,0
informelle Gruppenführer	8,4
Arbeiter	14,4

Maschineneinsteller haben einen relativ hohen Verantwortungsgrad im Betriebsablauf. „Informeller Gruppenführer" ist ein Begriff aus der Soziologie. Man versteht darunter diejenigen unter den Arbeitskameraden, die aus charakterlichen Gründen Ansehen und Autorität genießen, ohne formell, also vom Betrieb her, eine Aufsichts- oder Kontrollfunktion zu haben.

Unterschiedliche Belastung, ob Mieter oder Eigenheimbauer

Häussler [2] hat in einer Landgemeinde über 19 Jahre die Morbidität aller Eigenheimbauer (und deren Ehefrauen) statistisch erfaßt und mit den Behandlungsfällen gleich vieler gleichaltriger Bewohner, die nicht gebaut hatten, verglichen. Es zeigten sich über 20 Jahre hin deutliche Unterschiede zwischen Mietern und Eigenheimbauern (Abb. 22).

Störungen aus disharmonischen Familien

Der Halt, den Familienmitglieder normalerweise aneinander haben, gibt die Möglichkeit, psychische Störungen, die durch Umweltschwierigkeiten entstanden sind, schnell wieder abbauen zu können. Wo Familien zerrüttet sind, fehlt diese Möglichkeit. *Disharmonische Familien bilden eines der größten psychopathologischen Potentiale unserer Zeit* [1]. Hinweise auf Störungen im Familienleben werden vom Patienten, auch wenn man direkt danach fragt, nicht immer zugegeben. Laberke [6] fand bei 300 Männern, die als wesentliche Krankheitsursache ihre Arbeitssituation bezeichnet hatten, in 40 bis 70% Konflikte in deren Familien. Die Patienten litten vorwiegend unter Schlafmangel, zugleich bestanden Bewegungsmangel und Alkohol- und Zigarettenmißbrauch. Permanente Störungen im Familienleben entstehen bevorzugt dann, wenn Partner mit gleichen Merkmalen heiraten. Solche für Störungen prädisponierende Persönlichkeitsmerkmale sind

starke Aggressivität,   schwache Intelligenz,
geistige Störungen,   Jähzorn.
Gefühlskälte,

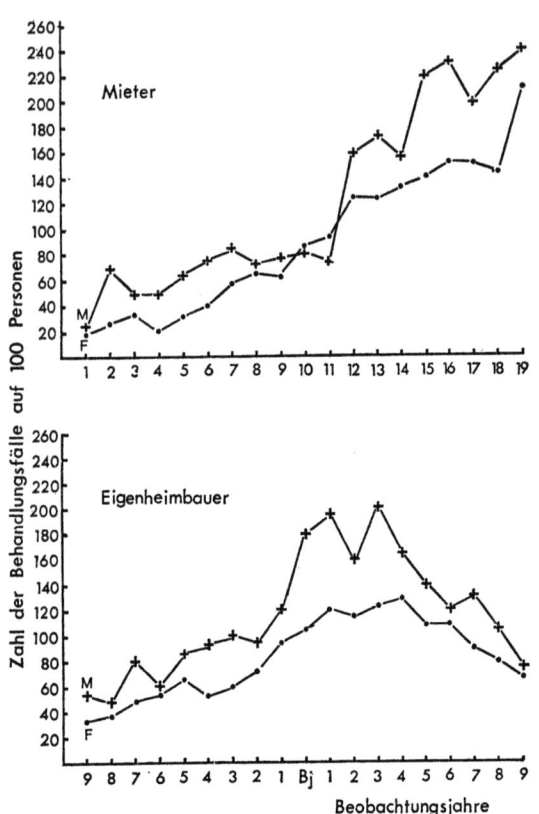

Abb. 22. Zahl der Behandlungsfälle pro Jahr, bezogen auf je 100 Personen im Alter zwischen 21 und 45 Jahren, die sich in der beobachteten Landgemeinde teils als Ortsansässige, teils als Pendler ein Haus gebaut hatten (Bj = Baujahr). Die Beobachtungen wurden über 19 Jahre geführt (1946 bis 1965) und betrafen 1167 Männer (M) und 1569 Frauen (F). Die gefundenen Zahlen wurden verglichen mit den auf die gleiche Weise gewonnenen Zahlen für gleichaltrige Gemeindebewohner, die nicht gebaut hatten und Mieter geblieben waren. Hier betrug die Zahl der Männer 1275, die der Frauen 1734.

Zerrüttete oder gestörte Familien verursachen vor allem Störungen bei den heranwachsenden Kindern, es entstehen „broken-home"-Situationen. Nach Erhebungen aus England sieht ein Allgemeinarzt mit 2500 eingeschriebenen Kassenmitgliedern pro Jahr im Schnitt 60 Fälle von Störungen aus broken-home-Situationen. Solche Situationen können ausgelöst sein durch

Tod des Vaters, der Mutter, beider Elternteile
bzw. Fehlen in der ödipalen Phase,
Desertion, Trennung, Scheidung,
Unehelichkeit.

Zerbricht eine Familie, dann vereinsamen oft auch die Erwachsenen. Auch dann entsteht erhöhte Morbidität.

Relevante Krankheitsgruppen

Welches sind die Befindensstörungen, die aus dem sozialen Bereich Impulse erhalten können, so daß sich die Betroffenen entweder behandeln oder krankschreiben lassen? Statistisch gesichert sind 6 Krankheitsgruppen:

1. Grippaler Infekt: Manche Patienten melden sich mit einem grippalen Infekt krank, andere arbeiten weiter. In den Statistiken hat diese Gruppe unterschiedliche Bezeichnungen: unspezifische Erkrankungen der oberen Atemwege, Bronchitis acuta, Tracheitis, Pharyngitis, Tonsillitis. Nach den großen Statistiken von F. Hörnstein, aus den Unterlagen mehrerer großer Betriebskrankenkassen der chemischen und pharmazeutischen Industrie, verursachen diese Erkrankungen 24,5% aller Krankmeldungen [3].

2. Kreuzschmerzen, Ischias, Wirbelsäulensyndrome und „Neuralgien".

3. Gastritis und Gastralgien: Die Diagnose wird meist aufgrund der Klagen des Patienten und einer kurzen körperlichen Untersuchung gestellt (Vermutungsdiagnose). Eine gastroskopische Diagnosesicherung erfolgt selten. Nur bei Persistieren der Beschwerden über zwei bis drei Wochen wird das Register subtilerer Untersuchungstechniken gezogen.

4. Kreislaufstörungen mit geringen oder unbestimmten Beschwerden.

5. „Gastrokardialer Symptomenkomplex", „vegetative Dystonie" und die Symptombezeichnungen „Hypotonie" oder „Hypertonie".

6. Kopfschmerzen.

Der Allgemeinarzt behandelt diese Befindensstörungen meist symptomatisch, er läßt die Fälle „abwartend offen", bis die Beschwerden abgeklungen sind oder bis die Symptomatik deutlicher geworden ist. Erst dann sind weitere eingehendere Untersuchungen indiziert.

Literatur

1. Abelin, Th., Ladewig, D. et al.: Vorträge auf der Tagung für Sozialpsychiatrie und Psychohygiene 1974 in Locarno (Privatdruck)
2. Häussler, S.: Allgemeinmedizin in Gegenwart und Zukunft, Bd. 34 der Schriftenreihe Arbeitsmedizin, Sozialmedizin, Arbeitshygiene. Stuttgart: Gentner 1969
3. Hörnstein, F.: Die unspezifischen Erkrankungen der Atmungsorgane in der Statistik der Sozialversicherung. Med. Welt *57*, 11 (1969)

4. Jores, A.: Gestörte Entfaltung als pathogenetisches Prinzip. Dtsch. Ärztebl. *25*, 1369 (1967)
5. Kellner, W.: Der betriebliche Krankenstand. Stuttgart: Gentner 1967
6. Laberke, J. A.: Gesundheitserziehung als Problem der Rehabilitation. Z. Rehabilitation *7*, 161 (1968)
7. Levi, L.: Ergebnisse aus dem „Laboratory of Clinical Stress Research Stockholm", Therapiewoche *21*, 35 (1972)
8. Luban-Plozza, B., Pöldinger, W.: Der psychosomatisch Kranke in der Praxis. München: Lehmann 1971
9. Lückert, R. H.: Krankenstand und Verantwortung am Arbeitsplatz. Z. Arbeit und Leistung *20*, 41 (1966)
10. Sopp, H.: Krankenstandsanalyse nach sozialpsychologischen Aspekten. Ärztl. Mitt., Köln *46*, 1019 (1961)
11. Sopp, H.: Sozialmedizinische Aspekte des Krankenstandes. Z. Arbeit und Leistung *20*, 1916 (1966)
12. Stirn, H. U., Paul, H.: Der Aussagewert des Krankenstandes. Frechen/Köln: Bartmann 1963
13. Sine nomine: Jahresbericht des Bundesministers für Arbeit und Sozialordnung 1971
14. v. Uexküll, Th.: Funktionelle Syndrome in psychosomatischer Sicht. Wien, Klin. Wschr. *81*, 391 (1969)

Bernhard Zönnchen

Hinweise für eine gezielte Labordiagnostik

Einleitung

Anamnese, körperliche Untersuchung und in zunehmendem Maße Laborergebnisse sowie Spezialuntersuchungen entscheiden über Diagnose und Therapie. Dem Arzt für Allgemeinmedizin steht heute eine Vielzahl von Möglichkeiten für Laboruntersuchungen zur Verfügung, zusätzliche Bestimmungen können bei Instituten für Labormedizin und Röntgeninstituten angefordert werden. Diese Situation ermöglicht es, viele Krankheitsbilder in der Allgemeinpraxis abzuklären. In manchen Fällen jedoch werden auch weiterhin Überweisungen notwendig sein. Im vorliegenden Text wurde nur in besonderen Fällen auf die Notwendigkeit der Überweisung hingewiesen.
In diesem Kapitel werden kurze Informationen gegeben, *welche* Laboruntersuchungen zur Abklärung und Überwachung veranlaßt werden sollten. *Die zur Überwachung geeigneten Parameter* sind *kursiv* gedruckt. Aufwendige Untersuchungen, die im allgemeinen nur vom Facharzt oder der Klinik durchgeführt werden, sind mit aufgenommen worden, nicht zuletzt im Interesse der Verständigung zwischen Klinik und Allgemeinarzt.
Hinweise auf Krankheitsverlauf oder Pathophysiologie wurden unterlassen. Es versteht sich, daß bei Diagnose und Überwachung der Therapie der Untersuchungsbefund die führende Stellung einnimmt und durch gezielte Laboruntersuchungen häufig nur ergänzt und bestätigt wird.
Dem Bemühen um Vollständigkeit stehen Rahmen und Zweck dieser Taschenbuchreihe entgegen. Es läßt sich nicht umgehen, Kritik an Auswahl und Umfang der einzelnen Abschnitte herauszufordern. Kritische Beurteilung und Anregung, vor allem durch die Kollegen in der Allgemeinpraxis, werden wertvolle Hilfe leisten für die Weitergestaltung der „Hinweise für eine gezielte Labordiagnostik in der Praxis".

Hinweise zur Blutentnahme

Blut aus ungestauter Vene, notfalls nach kurzer Stauung entnehmen, weil sonst alle von den Plasmaproteinen abhängigen Werte erhöht sein können (z. B. Enzyme, aber auch Calcium und Bilirubin).
Erhöhte Werte können auch bei *ambulanten Patienten* gefunden werden, da die Proteinkonzentration lageabhängig ist; Normalwerte sind meist an Bettlägerigen, morgens vor dem Aufstehen nach 12stündiger Nahrungskarenz, gewonnen.

Die Erhöhungen durch Stauungen und bei ambulanten Patienten können bis zu 15% betragen.

Abkürzungen

alk. Phosphatase	= alkalische Phosphatase
AST	= Antistreptolysintiter
CHE	= Cholinesterase
CPK	= Creatin-Phosphokinase
γGT	= Gamma-Glutamyl-Transpeptidase
HBAg	= Hepatitis B-Antigen (Australia-Antigen)
αHBDH	= Alpha-Hydroxybutyratdehydrogenase
LAP	= Leucinaminopeptidase
LE	= Lupus erythematodes disseminatus
LFT	= Latexfixationstest
SGOT	= Serum-Glutamat-Oxalat-Transaminase
SGPT	= Serum-Glutamat-Pyruvat-Transaminase
T_4	= Serumthyroxin
TRH	= Thyreotropin Releasing Hormone

Teststreifen

Folgende Bestimmungen sind mit Teststreifen möglich.

Im Urin: pH,
Eiweiß,
Erythrocyten,
Glucose,
Ketonkörper,
Bilirubin,
Urobilinogen,
Nitrit (Nitrat-reduzierende Wirkung von Coli, Proteus, Aerobacter, Staphylococcen bei Keimzahlen von über 100000 Keime/ml).

Im Blut: Bilirubin,
Glucose,
Harnstoff,
Cholinesterase,
Lipase.

Blutkörperchensenkungsgeschwindigkeit

Bei erhöhten Werten der Blutkörperchensenkungsgeschwindigkeit (BSG):

Entzündliche Erkrankungen
Infekte
Kollagenosen
Verschiedenes (z. B. Colitis ulcerosa)

Angiopathien
(auch sekundär, z. B. bei Diabetes mellitus)

Nierenkrankheiten

Malignome

Eine normale BSG schließt ein Malignom nicht aus.

Hämatologie

Leukocytose

*Leukocyten*zahl über 10000/mm³ häufig bei akuten Infektionen. Falls die Leukocytose länger als eine Woche nachweisbar oder mit ausgeprägtem Krankheitsgefühl und bedrohlichem klinischem Bild verbunden ist, weitere Klärung unbedingt notwendig (z. B. zum Ausschluß einer Leukämie, ggf. zusammen mit Facharzt).

Leukopenie

Leukocyten unter 4000/mm³ als Folge von Arzneimittelschädigung möglich. Alle Medikamente sofort absetzen. Weitere Klärung notwendig, ggf. zusammen mit Facharzt. Eine Leukopenie muß immer an die Möglichkeit denken lassen, daß auch ein Typhus abdominalis oder ein Paratyphus vorliegen könnte. Leukopenien kommen ferner vor bei Morbus Bang und einigen Kollagenkrankheiten, ferner gelegentlich bei einigen Infektionskrankheiten.

Hämatologie

Anämien

	Eisenmangel	Chronische Krankheiten	Perniciosa	Hämolyse
Erythrocyten	↓	↓	↓	↓
Hämoglobin	↓	↓	↓	↓
$\frac{Hb}{Ery}$ = HbE	↓	n	↑ bis n	abhängig vom Grundleiden
Reticulocyten	↓ bis n	n	↓	↑ bis ↑↑
Serumeisen	↓	↓	↑ bis n	↑ bis n
LDH	n	abhängig vom Grundleiden	↑↑	↑
weitere Maßnahmen vor Therapie	Suche nach Blutungs-Quelle: 1. Stuhl auf Blut 2. Urin auf Blut 3. gynäkol. Untersuchung	Überweisung zum Facharzt		
weitere Differenzierung	Differentialblutbild, mittleres Erythrocytenvolumen, Sternalpunktat, Eisenbindungskapazität			
	Falls keine Blutungsquelle zu finden: Radioeisenresorption		Schilling-Test, B_{12} im Serum, Leukocyten, Thrombocyten	osmotische Resistenz, Erythrocytenüberlebenszeit Coombs-Test, Hb-Elpho, Enzymbestimmung in Erythrocyten, Haptoglobin, Bilirubin, Milzscintigraphie
Überwachung	nach Eisengabe: 1. *Retic.*-Anstieg am 7.–10. Tag 2. *Hb*-Anstieg nach 4 Wochen	Hb	nach B_{12}-Gabe: 1. *Retic.*-Anstieg am 3.–5. Tag, später *Hb*	Hb

Hämatologie

Polycythämie

Wird bei wiederholten Bestimmungen eine erhöhte Erythrocytenzahl gefunden (bei Frauen > 5 Mill./mm³, bei Männern > 5,5 Mill./mm³), so muß geklärt werden, zusammen mit dem Facharzt, ob eine Polycythämie vorliegt.

	Polycythaemia vera	sekundäre Polycythämie	scheinbare „spurious" Polycythämie
Erythrocyten	↑	↑	↑
Hämatokrit	↑	↑	↑
Leukocyten	↑ oder n	n	n
Thrombocyten	↑ oder n	n	n
Serum-Eisen	↓	n	n
weitere Maßnahmen vor Therapie	Überweisung zur weiteren Klärung		
Überwachung	*Hämatokrit* soll < 50% liegen Thrombocyten		
Klinikdiagnostik	Sternalpunktat alkalische Leukocytenphosphatase Erythrocytenmasse Plasmavolumen arterielle O_2-Sättigung Erythropoetin B_{12}-Spiegel im Blut		

Hämatologie

Orientierung	*Differenzierung*
Plasmocytom	

• Blut:
   BSG ↑↑↑
   Hämoglobin ↓
 • Serum:
   Elektrophorese
   in 75% Nachweis einer
   schmalbasigen M-Zacke;
   in 25% (Bence-Jones-
   Plasmocytom) meist nur
   vermindert γ-Globulin
   nachweisbar
 • Urin:
   Kochprobe nicht zuverlässig;
   Eiweiß-Teststreifen erfassen
   kein Paraprotein
	Differentialblutbild
	 Leukocyten
	 Thrombocyten
	 Sternalpunktat
	 Kreatinin, Harnstoff-N
	 Harnsäure
	 Calcium
	 alkalische Phosphatase
	 Immunelektrophorese, Serum
	 Immunelektrophorese, Urin
	 Urinelektrophorese

Blutungsneigung	

1. Thrombocyten
   Bei Werten über 20000/mm^3
   größere Blutungen unge-
   wöhnlich.
   Bei normaler Thrombocyten-
   zahl verlängerte Blutungszeit
   durch gestörte Funktion
   möglich
 2. Gerinnungsfaktoren
   Normale Gerinnungszeit ist
   nicht diagnostisch für intak-
   tes Gerinnungssystem, da
   häufig falsch negative Er-
   gebnisse
   Quick ↓
     bei Vitamin-K-Mangel,
     Leberkrankheiten, Arznei-
     mitteleinnahme
   Fibrinogen < 100 mg%
 3. Gefäßfaktor
   Blutungszeit verlängert
	Spezielle Untersuchungen der
	 Thrombocyten und des Ge-
	 rinnungssystems, einschließlich
	 Bestimmung der Faktoren
	
	 Achtung:
	   Arzneimittel bei Patienten
	   mit Blutungsneigung

Gastroenterologie

Orientierung	*Differenzierung*

Akute Pancreatitis

- Serum:

    Amylase ↑↑
    (mindestens das 3fache der Norm)

    Lipase ↑
    (länger als Amylase)

    Calcium ↓
    (meist 3. bis 5. Tag)

    Glucose evtl. leicht erhöht

- Urin:

    Amylase ↑
    (später als im Serum und bis 7 Tage nach Normalisierung der S.-Amylase)

Serum:

SGOT
SGPT
alk. Phosphatase
(Cholelithiasis!)
CPK

Chronische Pancreatitis

- Stuhl:

    Fett +
    Stärke +
    Fleischfasern +

- Blut:

    Glucosebelastung oft pathologisch

    Überwachung
    Amylase ↑ nur bei akutem Schub

Serum:

    Sekretin-Pancreozym-Test

Rö: Pancreaszielaufnahme
    (Pancreasverkalkung)

Rö: Magenbreipassage
    (duodenale C-Schlinge?)

Gastroenterologie

Orientierung	*Differenzierung*
Akute Virushepatitis **(Infektiöse Hepatitis, Serumhepatitis)**	
• Serum: SGPT ↑↑↑ SGOT ↑↑↑ alk. Phosphatase ↑ γGT ↑ Bilirubin ↑↑ (direktes und indirektes in gleichem Maß) • Urin: Bilirubin ↑ sehr früh, später oft negativ trotz erhöhter Serumspiegel	Eisen (↑) CHE (erst nach der 2. Woche) ↓ GPT, GOT-Normalisierung meist 5. bis 6. Woche γGT empfindlichstes Indikatorenzym bei Verlaufkontrolle HBAg (= Hepatitis B Antigen, Australia-A) Nachweis bis 60% der Fälle mit Serumhepatitis möglich Leberblindpunktion
Chronische Hepatitis	
• Serum: SGOT ↑ SGPT ↑ γGT ↑ Cholinesterase (CHE) ↓ Bilirubin häufig ↑ *Elektrophorese:* γ-Globulin häufig ↑	Laparoskopie Leberpunktion

Gastroenterologie

Orientierung	Differenzierung
Cirrhose	

• Serum:
     $SGOT$ (↑)
     $SGPT$ (↑)
     γGT (↑)
     CHE ↓
 	
 Elektrophorese:
    Albumin ↓
    γ-Globulin ↑
    S.-Bilirubin meist normal
    alk. Phosphatase meist normal
 	
 • Plasma:
    Prothrombinzeit: verlängert
	Leberpunktion
	 Laparoskopie
	 Ammoniak
	 HBAg

Fettleber

Suche nach Primärerkrankung: 1. Diabetischer Stoffwechsellage 2. Fettstoffwechselstörungen 3. Alkoholismus 4. Gicht, Hyperuricämie 5. Adipositas

Orientierung	Differenzierung

• Serum:
    $SGOT$ n — (↑)
    $SGPT$ n — (↑)
    CHE   n bis ↓
	Leberblindpunktion
	
	 Bromthaleintest
	 (Cave! Allergische Reaktion)

Akuter alkoholischer Leberschaden

Orientierung	Differenzierung

• Serum:
    CHE-Abfall rasch, reversibel
    $SGOT$ ↑ deutlich höher als $SGPT$
    alk. Phosphatase ↑
    steiler γGT-Anstieg
	Leberblindpunktion

Gastroenterologie

Orientierung	Differenzierung
Verschlußikterus	

• Serum:
  alk. Phosphatase ↑
  LAP ↑
  γGT ↑
  Bilirubin ↑↑
  SGOT ↑ kurzzeitig möglich
  SGPT ↑ kurzzeitig möglich
  Cholesterin
 	
• Urin:
  Bilirubin ↑
	bei Bilirubin > 3 mg % oder Bromthalein über 30% sowohl orale als auch intravenöse Galledarstellung nutzlos

Stationäre Einweisung erforderlich	

Krankheiten des Magens

Magensekretionsanalyse, am besten mit Pentagastrin, nur noch in seltenen Fällen angezeigt (Verhältnis Aufwand–Bedeutung für Therapie).

Anwendung zur Differenzierung zwischen benigner und maligner Magenveränderung nicht zulässig (Überweisung zur Endoskopie).

Nephrologie

Orientierung	*Differenzierung*
Akute Pyelonephritis	
Häufigste Erreger: E.coli, Enterococcen und Proteus. Siehe Band Nephrologie/Urologie (Hrsg. v. H. Losse) dieser Taschenbuchreihe.	
• Blut: BSG ↑↑ Leukocyten ↑ • Urin: *Sediment:* vermehrt Leukocyten, evtl. Leukocytenzylinder Bakterien	*Kultur* mit Keimzählung anlegen (Eintauchverfahren mit Uricult®, Urifekt® oder Merckognost/ Bakteriurie®) Resistenzbestimmung: Bakteriologisches Institut oder Kultur auf MUELLER-HINTON-Agar (Einwegfertignährboden [Merck] anlegen und mit Antibiotika-Testring [Mack] auf Medikamenteneinwirkung testen.)
Chronische Pyelonephritis	
• Urin: Hyposthenurie des Morgenurins spezifisches Gewicht um 1010 • Serum: Kreatinin, Harnstoff-N ↑ bei Einschränkung des Glomerulumfiltrats um mindestens 50%	Natrium Kalium Bicarbonat i.v.-Pyelogramm Urologie Nierenbiopsie

Überwachung: Wiederholt *Sediment*kontrollen.
    Bei Antibioticatherapie Wiederholung der *Urinkultur* 3 bis 5 Tage nach Absetzen des Medikaments
    Spezifisches Gewicht
    Kreatinin, Harnstoff-N
    (Leukocyturie ohne Bakteriurie –
    Verdacht auf Tuberculose)

Nephrologie

Orientierung	*Differenzierung*

Akute Glomerulonephritis

- Oligurie,

    Anurie möglich

- Urin:

    Erythrocyturie führend,
    Proteinurie meist unter
    5 g/die

- Serum:

    Kreatinin, Harnstoff-N ↑

- Rachenabstrich:

    β-hämolysierende
    Streptococcen

- Antistreptolysintiter

    steigend bei 14tägiger
    Verlaufskontrolle

Serumkomplement C_3
Nierenbiopsie
Immunfluoreszenzmikroskopie

Sofortige Klinikeinweisung!

Nephrologie

| *Orientierung* | *Differenzierung* |

Nephrotisches Syndrom

Häufigste Ursachen: Glomerulonephritis, diabetische Glomerulosklerose, Kollagenosen.

- Urin:

    Proteinurie ++++
    Zylinder (granulierte, hyaline, Fett- und Wachszylinder)
    24-Std.-Urin:
        Eiweiß > 3,5 g/Tag

- Serum:

    Cholesterin ↑
    Triglyceride ↑
    Kreatinin, Harnstoff-N ↑
    (abhängig von Ätiologie)

Elektrophorese:
    Ges.-Eiweiß ↓
    Albumin ↓
    α_2-Globulin ↑
    γ-Globulin ↓

Überweisung zum Facharzt zur Nierenbiopsie (Abklärung der Ätiologie)

Nephrolithiasis

- Urin:

    Erythrocyten + bis ++++
    Leukocyturie ⎫ möglich bei
    Bakteriurie ⎭ Infektion

- Serum:

    Kreatinin, Harnstoff-N n—↑

Steinanalyse!

Stets versuchen, Stein zu gewinnen (durch Sieb urinieren lassen)

Meistens Calciumsteine oder Harnsäuresteine,
selten Cystinsteine und andere Raritäten.

Wenn Calciumsteine gefunden werden:
    wiederholte Bestimmung von Calcium, Phosphat und alkalischer Phosphatase erforderlich;
wenn Harnsäuresteine gefunden werden:
    wiederholte Bestimmung von Serumharnsäure und 24-Stunden-Ausscheidung von Harnsäure im Urin

Nephrologie

| *Orientierung* | *Differenzierung* |

Akute Niereninsuffizienz

Häufigste Ursachen: Postoperativ oder posttraumatisch, schwere Verbrennungen, Transfusionszwischenfall, akute Nephritis, nephrotoxische Substanzen, z. B. Tetrachlorkohlenstoff, Quecksilber, Wismuth, Sulfonamide, Gentamycin, Amphothericin, Pilzgifte.

● Urin:	Retrogrades Urogramm
Oligurie/Anurie	Nierenbiopsie
Proteinurie, im Sediment Tubulusepithelien, granulierte, hyaline und Tubuluszellzylinder. Erythrocytenzylinder möglich.	
Spezifisches Gewicht 1010	
pH 6 bis 7	
● Serum:	
Hämoglobin ↓	
Kreatinin, Harnstoff-N ↑	
Kalium ↑	
Natrium ↓	
Bicarbonat ↓	
Leukocytose gelegentlich über 20 000	

Klinikeinweisung unumgänglich

Nephrologie

| *Orientierung* | *Differenzierung* |

Chronische Niereninsuffizienz

Ursachen: Chronische Pyelonephritis, Glomerulonephritis, Hypertonie, Nierensteine, Kollagenosen, z. B. LE, Schwermetallvergiftung, Anomalien, z. B. Cystenniere

- Urin:

    Polyurie, Isosthenurie bis Hyposthenurie
    Proteinurie

    Sediment: Leukocyten, Erythrocyten, Zylinder (breite Formen besonders charakteristisch)

- Serum:

    Kreatinin, Harnstoff-N ↑
    Kalium ↑
    Calcium ↑
    Phosphat ↑
    Bicarbonat ↓

- Blut:

    Hämoglobin ↓

i.v.-Pyelogramm als Infusionsurogramm.
  Cave: nicht bei Kreatinin über 5 mg% und Myelomniere!
Nierenbiopsie
Thrombocytopathie möglich
alkalische Phosphatase
  (renale Osteopathie)

Cardiologie

Orientierung	*Differenzierung*

Hypertonie

Häufigkeit der verschiedenen Formen siehe Band Kardiologie / Hypertonie (Hrsg. D. Klaus), S. 191 dieser Taschenbuchreihe

Suche nach Ursachen und Folgen.

• Blut: 　BSG 　Leukocyten • Urin: 　Spezifisches Gewicht 　Sediment • Serum: 　Kreatinin, Harnstoff-N 　Harnsäure 　Natrium 　Kalium 　Calcium 　Phosphat 　alkalische Phosphatase	Urogramm mit Frühaufnahmen Angiographie Spezielle Hormonuntersuchungen Nierenbiopsie

Cardiologie

Orientierung	*Differenzierung*
Coronare Herzkrankheit	
Ausschluß von Risikofaktoren:	EKG
• Serum:	Belastungs-EKG,
Glucose, Glucosebelastung	wenn Ruhe-EKG
Cholesterin	ohne Ischämiezeichen
Triglyceride	Coronarangiographie
Harnsäure	Ventriculographie
• Urin:	
Glucose	
	Herzinfarkt
• *EKG*	Kreatinin, Harnstoff-N
• Blut:	Kalium
BSG ↑	
Leukocyten ↑	
• Serum:	

Enzymbestimmungen:

	Beginn	Maximum	Normalisierung
CPK ↑	4 bis 8 Std.	16 bis 36 Std.	3. bis 6. Tag
GOT ↑	4 bis 8 Std.	16 bis 48 Std.	3. bis 6. Tag
LDH ↑	6 bis 12 Std.	24 bis 60 Std.	7. bis 15. Tag
αHBDH ↑	6 bis 12 Std.	30 bis 72 Std.	10. bis 20. Tag

Möglichst keine i.m.-Injektionen bei Infarktverdacht, da CPK-Anstieg möglich.

Stoffwechselkrankheiten

Orientierung	*Differenzierung*
Diabetes mellitus	

● Serum
  Glucose (wahre Glucose):
  Nüchternwert über 100 mg%,
  2-Std.-Wert postprandial
  über 120 mg%
  Bei fraglichen Fällen
  orale Glucosebelastung
  mit 100 g:
  Norm: 2-Std.-Wert unter
  120 mg%
  Maximalwert unter 160 mg%
  2-Std.-Wert wichtiger
  als Maximalwert
● Urin:
  24-Std.-Urin:
  Glucose, Aceton
	Urinstatus
	Kreatinin, Harnstoff-N
	Cholesterin
	Triglyceride
	Harnsäure
	Plasmainsulin

Überwachung
postprandial Blutzucker (nicht nüchtern!)
Glucose im 24-Std.-Urin quantitativ
  a) bei diätetisch und auf orale Antidiabetica eingestellte
     Patienten in einer Portion
  b) bei insulinpflichtigen Diabetes in 3 Portionen
Aceton (Ketonkörper)
Bei entgleistem Diabetes:
  Natrium
  Kalium
  Bicarbonat
  Kreatinin, Harnstoff-N
  Hämoglobin	

Hypoglykämie	

● Serum:
  wahre Glucose
  unter 50 bis 60 mg%
	Falls nicht durch Therapie
	erklärbar – Klinikeinweisung

Stoffwechselkrankheiten

Orientierung	*Differenzierung*
	Hyperuricämie
	Gicht
● Serum:	Kreatinin, Harnstoff-N
Harnsäure (enzymatisch)	Diff.-Blutbild zum Ausschluß sekundärer Formen
	Urinsediment: bei Steinen Erythrocyturie bei Gichtniere – Proteinurie, Leukocyturie, Erythrocyturie

Harnsäurebestimmung mindestens zweimal vor Therapiebeginn.

Normwerte (enzymatische Methoden):
  Männer   6,0 ± 1,22 mg%
  Frauen   4,35 ± 1,06 mg%

Nicht unbedingt nötige Medikamente vor Bestimmung absetzen, insbesondere Phenylbutazone, Salizylate, Corticosteroide, ACTH oder Uricosurica. Eßgewohnheiten beibehalten.

Stoffwechselkrankheiten

Orientierung	Differenzierung
Fettstoffwechselstörungen	

• Serum:
  Cholesterin
  Triglyceride
	Lipoproteinelektrophorese
	Ultrazentrifuge
	(Typ III)

Bei erhöhtem Cholesterin: Klares Serum – Hinweis auf Typ IIa. Trübes Serum über Nacht im Kühlschrank stehenlassen! Am nächsten Tag kontrollieren, ob sich eine überstehende Rahmschicht gebildet hat (Hinweis auf Typ I und V).	
Keine Rahmschicht, jedoch opalescent bis milchig trüb: mit dieser Methode nicht weiter zu differenzieren.	

Primäre Formen

Lipoproteinmuster (Typeneinteilung nach Fredrickson)

	Typ I	Typ IIa	Typ IIb	Typ III	Typ IV	Typ V
Cholesterin Triglyceride	n (↑) ↑↑↑↑	↑↑(↑) n	↑↑(↑) ↑	↑↑ ↑↑ 1 : 1	↑ ↑↑ 1 : 2	↑ ↑↑↑
Häufigkeit	sehr selten	selten	häufig	sehr selten	häufig	selten
Coronarrisiko	∅	hoch	hoch	hoch	erhöht	kaum erhöht

Sekundäre Formen bei

hohem Alkoholkonsum	(Typ IV, V)
nephrotischem Syndrom	(Typ IV, V)
Hypothyreose	(Typ IV, V)
Diabetes mellitus	(Typ IV, V)
Cholestase	(Typ II)
Pancreaskrankheiten	(Typ I, IV, V)

Die richtige Deutung setzt voraus, daß die Patienten nach ihrer üblichen Ernährung 12 Stunden vor der Blutentnahme weder gegessen noch getrunken haben.

Rheumatologie

Orientierung | *Differenzierung*

Rheumatisches Fieber

- Blut:
  BSG ↑
  Leukocyten ↑

- Rachenabstrich bei jedem Verdacht (Angina durch beta-hämolysierende Streptococcen der Gruppe A)

- AST ↑ nach etwa 7 Tagen, Titerverlauf (Wiederholung 14 Tage nach der Erstbestimmung) erforderlich

Sediment
Harnstoff-N
Kreatinin

wiederholt *EKG*

Primär chronische Polyarthritis

Antistreptolysintiter und C-reaktives Protein wertlos für die Diagnose!

Es gibt keinen spezifischen Test zur Diagnosestellung

- Blut:
  BSG ↑
  Leukozyten ↑ } bei Aktivität
- Serum:
  α_2-Globuline ↑
  Serumeisen ↓

  Hämoglobin
  (später meist normochrome Anämie)

Rheumafaktor 6 Monate nach Krankheitsbeginn in 70 bis 90% der Fälle positiv:

Latexfixationstest (LFT)

Waaler-Rose-Test

Pulmonologie

Orientierung	*Differenzierung*

Chronische Bronchitis und Emphysem

- Wiederholt bakteriologische Sputumuntersuchung

- Blut:

    Erythrocyten n bis ↑

Spirogramm
Atemwegswiderstand
Blutgasanalyse
Bicarbonat n bis ↑

Asthma bronchiale

Kein Labortest ist diagnostisch.

- Blut:

    Differential-Blutbild oder Eosinophilenzählung

- Sputumuntersuchung:

    Eosinophile Zellen
    Charcot-Leyden-Kristalle
    Curshmann-Spiralen
    Bakteriologie

Atemwegswiderstand

Allergietestung

Endokrinologie

Störungen der *Schilddrüsenfunktion*

Normaler Grundumsatz schließt Funktionsstörungen der Schilddrüse weitgehend aus, insbesondere eine Hyperthyreose. Jede Funktionsdiagnostik (Radiojodtest) verbinden mit Lokalisationsdiagnostik (Szintigramm) zur Erfassung von „heißen" bzw. „kalten" Arealen.

Orientierung	*Differenzierung*
Hyperthyreose	

• Serum:
  $T_4 \uparrow$
	Radiojodtest:
	  Jodid- und Hormonphase erhöht

Hypothyreose	
• Serum: $T_4 \downarrow$	Cholesterin $\uparrow$ TRH-Test (Thyretropin Releasing Hormone) zur Unterscheidung primäre H. – sekundäre H.

Endokrinologie

Orientierung	*Differenzierung*

Primärer Hyperparathyreoidismus

- Serum:

    Calcium ↑
    (oft nur intermittierend)

    alkal. Phosphatase ↑
      (meist)

    Phosphat ↓
       (meist)

Tubuläre Phosphatreabsorption
Calcium-Infusionstest
Parathormon

Calciumausscheidung im Urin ↑
(> 125 ± 50 mg/24 Std.
bei calciumarmer Kost von
100 mg/24 Std.)

Sekundärer Hyperparathyreoidismus

- Serum:

    Harnstoff-N ↑
    Kreatinin ↑
    Calcium ↓
    Phosphat n bis ↑
    alk. Phosphatase n bis ↑

Hypoparathyreoidismus
(Tetanie)

- Serum:

    Calcium ↓
    Phosphat ↑

Calciumausscheidung ↓
Phosphatausscheidung ↓

Parathormonbestimmung
im Serum
EKG verlängertes ST-Intervall

Endokrinologie

Störungen der Nebennierenfunktion

Orientierung	*Differenzierung*
Überfunktion der Nebennierenrinde (Cushing-Syndrom)	
• Serum: 　Glucose ↑ 　Natrium ↑ 　Kalium ↓ 　Kreatinin ↑ 　Harnstoff-N ↑ • Blut: 　Hämoglobin ↑	Plasmacortisol ↑ 24-Stunden-Urin: 　17 Hydroxysteroide ↑ 　17 Ketosteroide ↑
Primäre Überproduktion von Mineralocorticoiden (Conn-Syndrom, Primärer Aldosteronismus)	
• Serum: 　Kalium ↓ 　Natrium (↑) 　Chlorid (↑) 　Bicarbonat ↑ • Urin: 　pH > 6 　Proteinurie (konstant oder intermittierend) 　spez. Gewicht ↓	Aldosteronausscheidung ↑ Plasmarenin niedrig oder nicht nachweisbar
Sekundäre Überproduktion von Aldosteron	
Sekundärer Aldosteronismus bei Herzinsuffizienz, Lebercirrhose mit Ascites, Schwangerschaftstoxicose, maligne Hypertonie		
• Serum: 　Natrium meist ↓	Plasmarenin n bis ↑

Endokrinologie

Orientierung	*Differenzierung*
	Phäochromocytom
	25-Stunden-Urin:
	Vanillinmandelsäure
	Katecholamine
	Provokationsmethoden:
	Glukagontest
	Tyramintest
	Phentolamintest
	Glucose
	Glucosebelastung

Sachverzeichnis

Abkürzungen 110
Absauggeräte 55, 56
Aggravation 66
Akkordarbeit 102
Aldosteronismus 133
Alkoholintoxikation 48
Altersdiabetes 81
Altersveränderungen 79, 80
Ampullen für Notfälle 50
Ampullenetui 53
Anämien 112
Anamnese 64, 66
Angina-pectoris-Anfall 37
Antibiotica-Testring 119
Apoplexie 44
Apparateglauben 70
Appetitmangel 80
Arbeitsklima 101
Arteriosklerose 81
Arztwechsel 74
Asthma bronchiale 131
Ausbildungsgrad 103

Bagatellfälle 76
Bagatellisierung 90
Bakteriurie 119
Beatmungsbeutel 56
Behandlungsausweise 59
Bereitschaftsdienste 26
   (siehe auch Notdienste!)
Bewußtlosigkeit 43, 44
Blutentnahme 109
Bluterbrechen 40
Blutungen
   Genitalblutungen 46
   Magenblutungen 40
Blutungsneigung 114
Blutkörperchensenkungsgeschwindigkeit 111
Brechmittel 47
Bronchitis 131

Cavafix 55
Chirurgisches Besteck 56
Cirrhose 117
Combiflac 55
Conn-Syndrom 134
Coronare Herzkrankheit 125
Cushing-Syndrom 134

Darmkoliken 41
Dextrane 55
Diabetes mellitus 126
Dissimulation 90
Dokumentation 6, 56
Dringliche Besuche 12
   Auszählungen 12
   Diagnosen 13
   Ungerechtfertigkeit 14
   Zeitliche Verteilung 12
   Emotionen 19ff.

Emphysem 131
Einmischung in die Behandlung 72
Eintauchverfahren 119
Emotionale Krisen 19
   Kasuistik 24
   Literatur 24
Erbrechen 46
Erregungszustände 42

Familien, disharmonische 105
Familiäre Spannungen 95
Familienneurose 96
Gestörte Familienstrukturen 95
Fettleber 117
Fettstoffwechselstörungen 128
Formulare
   für Hausbesuchstasche 52, 53
Frühsymptomatik 77
Fucidine 55
Funktionelle Syndrome 100
Frustrationen 102

Gallensteinkoliken
   Häufigkeiten 14, 17, 34
   Therapie 41
Gazofixbinden 55

Gefäßverschluß 45
Gelatinepräparate 55
Gespräch, ärztliches 63
  Vorinformation 63
  Interpretation 65
  Literatur 65
  Suggestion 67
Gicht 127
Glaukom 46
Glomerulonephritis 120
Glottisödem 39
Guedeltubus 55

Hausbesuche
  Anforderung 9
  Besuchsfolge 5
  dringliche 12, 19
  Dokumentation 5
  in der Großstadt 5
  Gründe für 9
  Handzettel für 6
  Häufigkeit 2
  als Informationsquelle 1
  eines Landarztes 8
  Literatur 4
  Probleme 1
  Statistik 2
  Umfang pro Fall 2, 10
  Vorbereitung 5
  Zahl der 3
  Zeitaufwand 2
  zeitliche Verteilung 12
Hausbesuchstasche 59
Heilungsansprüche 71
Hepatitis 116
Herzinfarkt 36, 125
  akuter Herzstillstand 37
Hypoglykämie 126
Hypoparathyreoidismus 132
Hypothyreose 131
Hyperparathyreoidismus 132
Hyperthyreose 131
Hypertonie 124
Hypertone Krise 38
Hyperuriämie 127

Infusionsflüssigkeit 55
Infusionsgeräte 57

Intim-Milieu 95
Isolationsdecke 56

Jet-Absauger 56

Katheterisierung 45
Koliken
  Häufigkeiten 14, 17, 34
  Therapie 41
Krankenhauseinweisungen 11

Labordiagnostik 109
Laboruntersuchungen 109 ff.
Lebensbedrohliche Fälle 14
Lebenserwartung 79
Leberschaden, alkoholischer 117
Leichtkrankheiten 76 ff.
Leukocytose 111
Leukopenie 111
Lumbago 45
Lipoproteinmuster 129
Lungenembolie 38
Lungenödem 38

Magenkrankheiten 118
Maladaption 99, 100
Mersilene 56
Mieter und Eigenheimbauer 106
Mueller-Hinton-Agar 119

Nachtbesuche und Nachtberatungen 15
  Häufigkeiten 15
  Krankheitsgruppen 17
  Notwendigkeit 18
  Zeitliche Verteilung 15, 16
  Vergleichszahlen 18
Nasenbluten 47
Nephrotisches Syndrom 121
Nephrolithiasis 121
Nestgewohnheiten 47
Neurosen 85
Niereninsuffizienz 122, 123
Nierensteinkoliken
  Häufigkeiten 14, 17, 34
  Therapie 42
Notfallausweise 59

Notfalldienste
  Auszählungen 34
  Befreiungen 27
  Diagnosen 34
  Dienstzeiten 27
  Rechtliche Grundlagen 25
  Leistungsumfang 29
  Literatur 30, 35
  Organisationsformen 28
  Statistiken 30, 32
  Teilnahmezwang 26
  Zeitliche Verteilung 33
Notfallmedikationen
  Abortus imminens 46
  Akutes Abdomen 42
  Alkoholintoxikation 48
  Angina pectoris 37
  Apoplexie 44
  Atemnot 39
  Bewußtlosigkeit 43, 44
  Bluterbrechen 40
  Darmkoliken 41
  Erbrechen 46
  Erregungszustände 47
  Gallensteinkoliken 41
  Gefäßverschluß 45
  Genitalblutungen 46
  Glaukom 46
  Glottisödem 39
  Harnverhaltung 45
  Herzinfarkt 36
  Herzstillstand 37
  Hypertone Krisen 38
  Hyperventilationssyndrom 45
  Lungenembolie 38
  Lungenödem 38
  Lumbago 45
  Nasenbluten 47
  Nierensteinkoliken 42
  Pankreatitis 42
  Pneumothorax 39
  Rechtsherzinsuffizienz 38
  Schwere Schmerzzustände 47
  Schock 36
  Spannungspneu 39
  Tetanischer Anfall 45
  Verblitzen 46

  Vergiftungen 48
  Literatur 49
Notfallsituationen 19

Orotubus 55

Pancreatitis, akute 42, 115
Pflichtfamulatur 78
Phäochromocytom 135
Plasmocytom 114
Plötzliche Atemnot 39
Psychosomatik 84 ff.
  anale Phase 86
  intensionale Phase 86
  ödipale Phase 88
  orale Phase 86
  urethrale-genitale Phase 87
Pneumothorax 39
Polyarthritis 130
Polycythämie 113
Psychosoziale Störungen 99
  Literatur 107
Pyelonephritis 119

Rheumatisches Fieber 129
Rondoflexbinden 55

Safartubus 55
Seelische Betreuung 94
Simulation 68, 90
Sofratüll 55
Soziale Ursachen bei Krankmeldungen 99 ff.
Sozialprestige 92
Soziale Rolle 92
Statussymbol 68
Schlafstörungen 80
Schwere Fälle 14
Schwere Schmerzzustände 47

Taschenmaske 55, 58
Taschenofen 56
Tetanischer Anfall 45
Tetanie 133
Teststreifen 110
Tracheotomiebesteck 53

Überbewertung ärztlicher Möglichkeiten 70
Überernährung 81
Überwachungskarten 60
Überwachungspaß 60
Unfalltasche 51
Unfallrettungsdienste 26

Verantwortung am Arbeitsplatz 103
Verblitzen 46

Vergiftungen 48
Verordnungsblätter 82, 83
Verschlußikterus 118
Visitenapotheke 51
Vita sexualis bei Älteren 81

Wärmebeutel 56
Wesensveränderungen bei Arteriosklerose 80
Wickeltaschen 56

Die Allgemeinpraxis

Organisationsstruktur — Gesundheitsdienste — Soziale Einrichtungen

Bandherausgeber: P. Brandlmeier

Von P. Brandlmeier, R. Eberlein, H. J. Florian, U. Franz, F. Geiger, H. Haack, F. Härter, H. Pillau, M. Pilz, O. Scherbel, W. Segerer, H. Sopp.

31 Abbildungen. X, 134 Seiten. 1974

(Taschenbücher Allgemeinmedizin)
DM 16,—; US $ 6.60
ISBN 3-540-06700-0

Kardiologie. Hypertonie

Bandherausgeber: D. Klaus

Von F. Anschütz, U. Gaissmaier, W. Hahn, D. Klaus, H. Lydtin, J. Schmidt, E. Zeh.

38 Abbildungen. XXII, 248 Seiten. 1974

(Taschenbücher Allgemeinmedizin)
DM 24,—; US $ 9.80
ISBN 3-540-06701-9

Preisänderungen vorbehalten

R. E. Froelich, F. M. Bishop

Die Gesprächsführung des Arztes

Ein programmierter Leitfaden

Übersetzt aus dem Englischen von H. Renschler, D. Renschler.

5 Abbildungen. X, 212 Seiten. 1973

(Heidelberger Taschenbücher, Bd. 128)
DM 19,80; US $ 8.10
ISBN 3-540-06243-2

F. Anschütz

Die körperliche Untersuchung

Unter Mitarbeit von H. Marx, B. Strahringer.

56 Abbildungen. X, 194 Seiten. 1973

(Heidelberger Taschenbücher, Bd. 94)
DM 16,80; US $ 6.90
ISBN 3-540-06007-3

R. Gross

Medizinische Diagnostik

Grundlagen und Praxis

12 Abbildungen und 14 Tabellen. XII, 218 Seiten. 1969

(Heidelberger Taschenbücher, Bd. 48)
DM 12,80; US $ 5.30
ISBN 3-540-04544-9

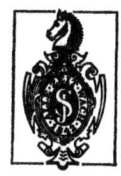

Springer-Verlag Berlin Heidelberg New York

Therapie innerer Krankheiten

Herausgeber: E. Buchborn, H. Jahrmärker, H. J. Karl, G. A. Martini, W. Müller, G. Riecker, H. Schwiegk, W. Siegenthaler, W. Stich

2. korrigierte Auflage
32 Abbildungen. XXIX, 650 Seiten. 1974. Geb. DM 48,—

96 Einzelbeiträge stellen die rationale Therapie innerer Krankheiten kritisch abgewogen dar. Jeder Beitrag enthält einen allgemeinen Therapieplan, Abgrenzung von Indikation und Kontraindikation, Angaben über Sofortmaßnahmen und Dauertherapie, Hinweise auf mögliche Komplikationen und Nebenwirkungen sowie eine kurze Liste mit weiterführendem Schrifttum. Pharmaka und therapeutische Methoden mit breiter Indikation werden in eigenen Kapiteln ausführlich dargestellt. Herausgeber und Autoren haben besonderen Wert darauf gelegt, aus der Fülle angebotener Arzneimittel eine Auswahl zu treffen, die dem gegenwärtigen Stand gesicherter wissenschaftlicher Erkenntnis entspricht. Die verbindlichen Therapieempfehlungen fußen auf gesicherten Behandlungserfolgen und berücksichtigen die Spätprognose ebenso wie die Behandlungsrisiken. Das ausführliche Sach- und Pharmaregister ermöglicht rasche Information.

Diagnose und Therapie in der Praxis

Übersetzt nach der amerikanischen Ausgabe von M. A. Krupp, M. J. Chatton et al. Bearbeitet, ergänzt und herausgegeben von K. Huhnstock, W. Kutscha unter Mitarbeit von H. Dehmel

3. erweiterte Auflage
27 Abbildungen. XVIII, 1337 Seiten. 1974. Geb. DM 78,—

Die Darstellung von Diagnostik und Therapie nach neuestem internationalen Stand für den niedergelassenen Arzt, die Klinik und Studenten der klinischen Semester umfaßt nahezu alle Gebiete der Medizin; sie enthält übersichtliche Präparate- und Dosierungstabellen. Als wichtige Ergänzung für den Praxisgebrauch bringt die 3. Auflage stichwortartige Therapieschemata, die am Schluß eines jeden Kapitels dem Arzt rasche Orientierung auf einen Blick ermöglichen.

Aus den Besprechungen der 1. Auflage:

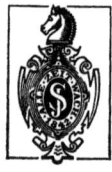

„Der Arzt findet in diesem Buch eine präzise Zusammenfassung der diagnostischen und therapeutischen Schwerpunkte, wie sie sich in jüngster Zeit an vielen Krankheitsbildern herauskristallisiert haben. Der Band dürfte sich auf dem Schreibtisch als unentbehrliches Nachschlagewerk erweisen. Auch Studenten in klinischen Semestern werden von ihm profitieren." Praxis-Kurier

Preisänderungen vorbehalten

Springer-Verlag Berlin Heidelberg New York

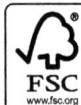

MIX
Papier aus verantwortungsvollen Quellen
Paper from responsible sources
FSC® C105338

If you have any concerns about our products,
you can contact us on
ProductSafety@springernature.com

In case Publisher is established outside the EU,
the EU authorized representative is:
**Springer Nature Customer Service Center GmbH
Europaplatz 3, 69115 Heidelberg, Germany**

Printed by Libri Plureos GmbH
in Hamburg, Germany